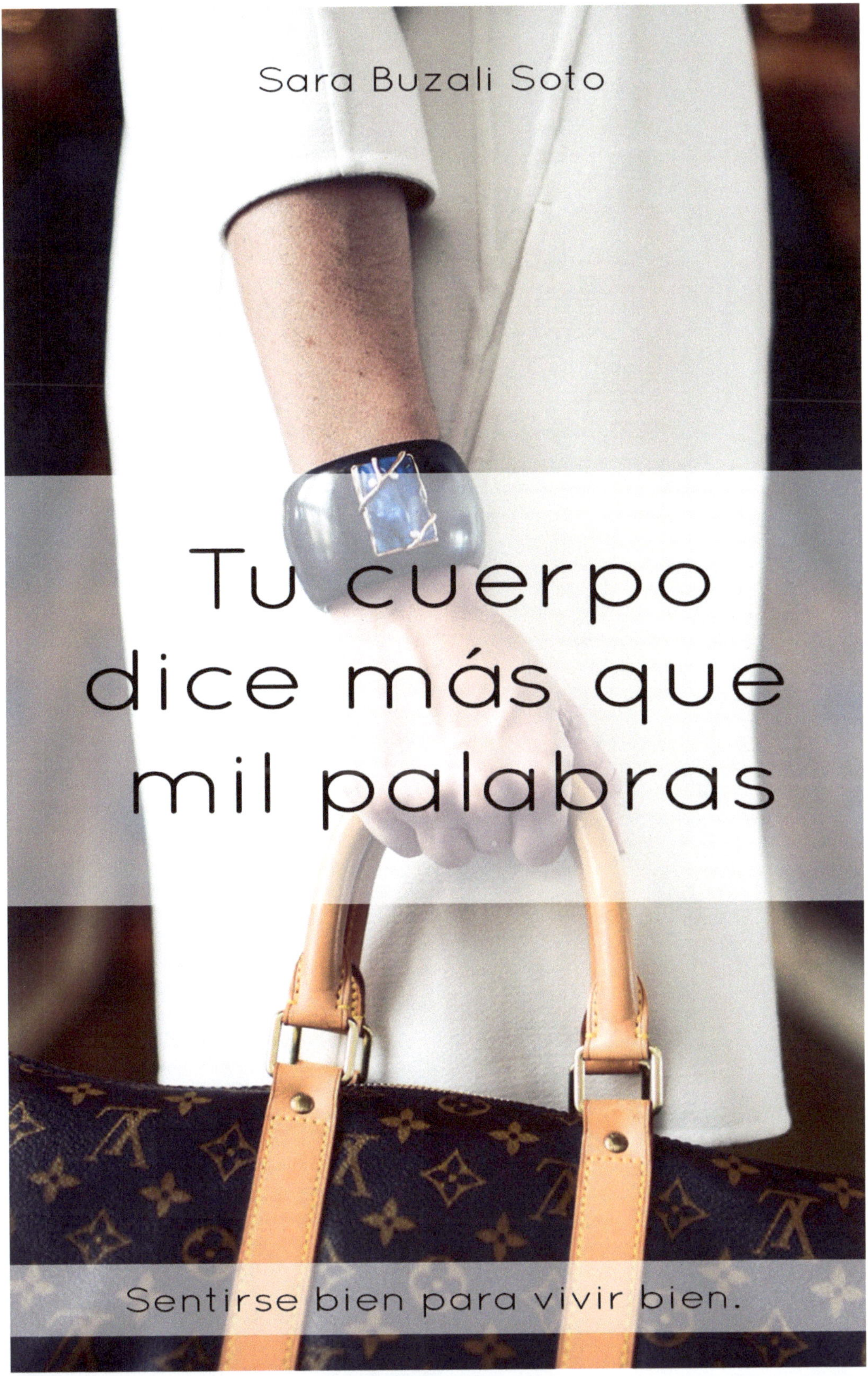

Sara Buzali Soto

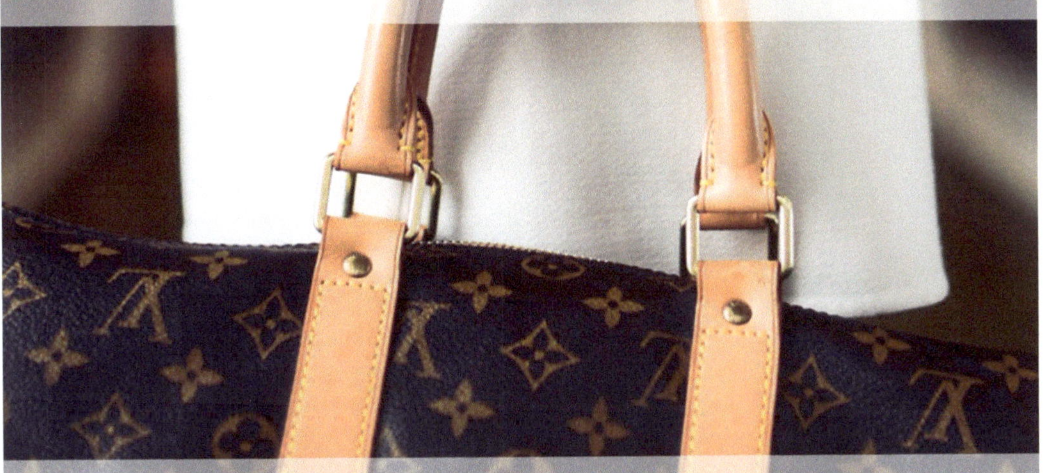

Tu cuerpo dice más que mil palabras

Sentirse bien para vivir bien.

SOBRE LA AUTORA

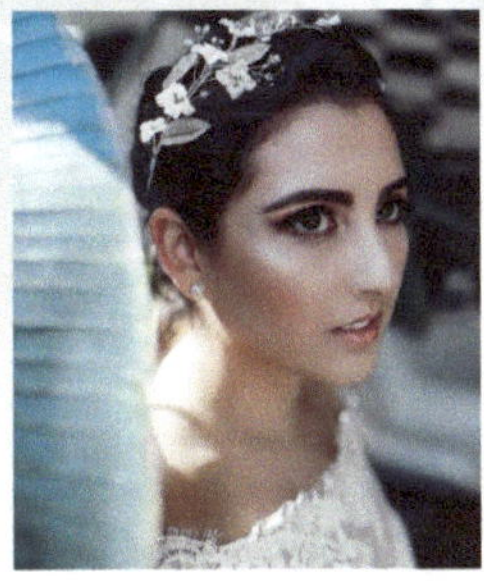

Sara Buzali Soto

Comunicadora de profesión por la Universidad Panamericana. Maestra en Imagen Pública con especialidad en Imagen Física y candidata a Doctoranda en Imagen Pública por el Colegio de Imagen Pública.

Desde pequeña su interés por adquirir conocimiento era notable, al igual que la preocupación por su sociedad. Son estos dos factores los que la han llevado a seguir estudiando, investigando y a escribir libros de temas relacionados con su profesión, pero también sobre antropología filosófica y el análisis de la sociedad actual.

Su preocupación por el bienestar social ha hecho que a lo largo de su vida participe de voluntariados y proyectos de servicio social, en Sudamérica, México y Estados Unidos.

Ha trabajado en proyectos con instituciones gubernamentales, empresas del sector público y privado. A través de su presencia en el mundo digital ha revolucionado la imagen de instituciones y personas, con su lema:

"Sentirse bien para vivir bien".

www.homodeco.com

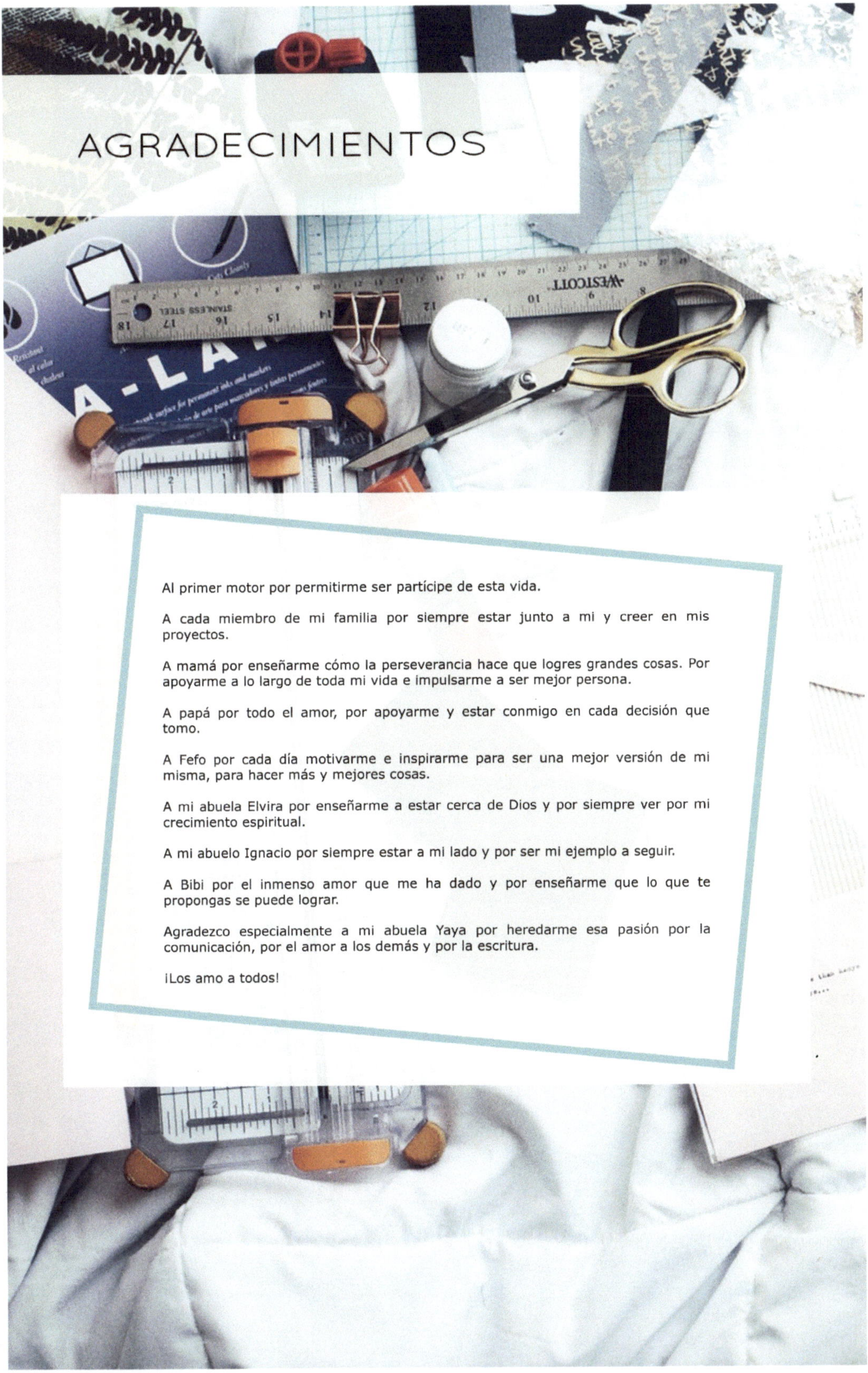

AGRADECIMIENTOS

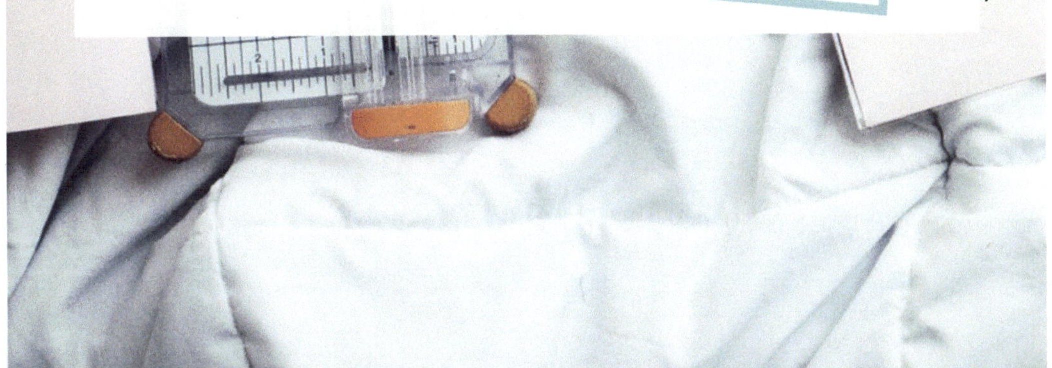

Al primer motor por permitirme ser partícipe de esta vida.

A cada miembro de mi familia por siempre estar junto a mi y creer en mis proyectos.

A mamá por enseñarme cómo la perseverancia hace que logres grandes cosas. Por apoyarme a lo largo de toda mi vida e impulsarme a ser mejor persona.

A papá por todo el amor, por apoyarme y estar conmigo en cada decisión que tomo.

A Fefo por cada día motivarme e inspirarme para ser una mejor versión de mi misma, para hacer más y mejores cosas.

A mi abuela Elvira por enseñarme a estar cerca de Dios y por siempre ver por mi crecimiento espiritual.

A mi abuelo Ignacio por siempre estar a mi lado y por ser mi ejemplo a seguir.

A Bibi por el inmenso amor que me ha dado y por enseñarme que lo que te propongas se puede lograr.

Agradezco especialmente a mi abuela Yaya por heredarme esa pasión por la comunicación, por el amor a los demás y por la escritura.

¡Los amo a todos!

ÍNDICE

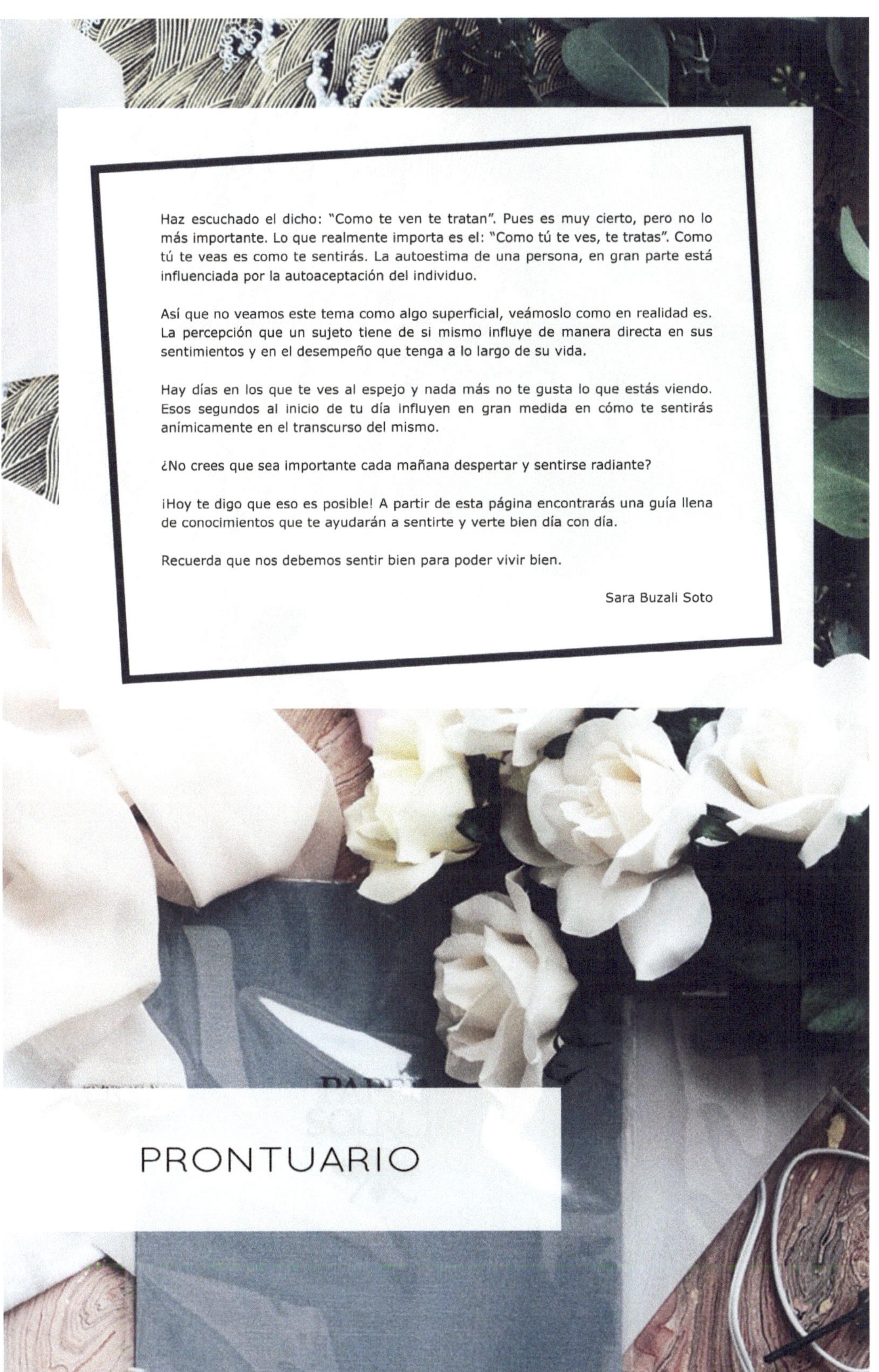

Haz escuchado el dicho: "Como te ven te tratan". Pues es muy cierto, pero no lo más importante. Lo que realmente importa es el: "Como tú te ves, te tratas". Como tú te veas es como te sentirás. La autoestima de una persona, en gran parte está influenciada por la autoaceptación del individuo.

Así que no veamos este tema como algo superficial, veámoslo como en realidad es. La percepción que un sujeto tiene de si mismo influye de manera directa en sus sentimientos y en el desempeño que tenga a lo largo de su vida.

Hay días en los que te ves al espejo y nada más no te gusta lo que estás viendo. Esos segundos al inicio de tu día influyen en gran medida en cómo te sentirás anímicamente en el transcurso del mismo.

¿No crees que sea importante cada mañana despertar y sentirse radiante?

¡Hoy te digo que eso es posible! A partir de esta página encontrarás una guía llena de conocimientos que te ayudarán a sentirte y verte bien día con día.

Recuerda que nos debemos sentir bien para poder vivir bien.

Sara Buzali Soto

PRONTUARIO

PRIMERO
LO
PRIMERO

Este es un libro práctico así que vamos pasito a pasito y de la mano. Como paso número uno te invito a que te tomes dos fotos de frente, una de cara y otra de cuerpo completo. Es importante que no hagas caras, ni gestos y que tu ropa esté ajustada para que se vea toda tu silueta; así será más fácil trabajar más adelante. ¡¿Listo?!

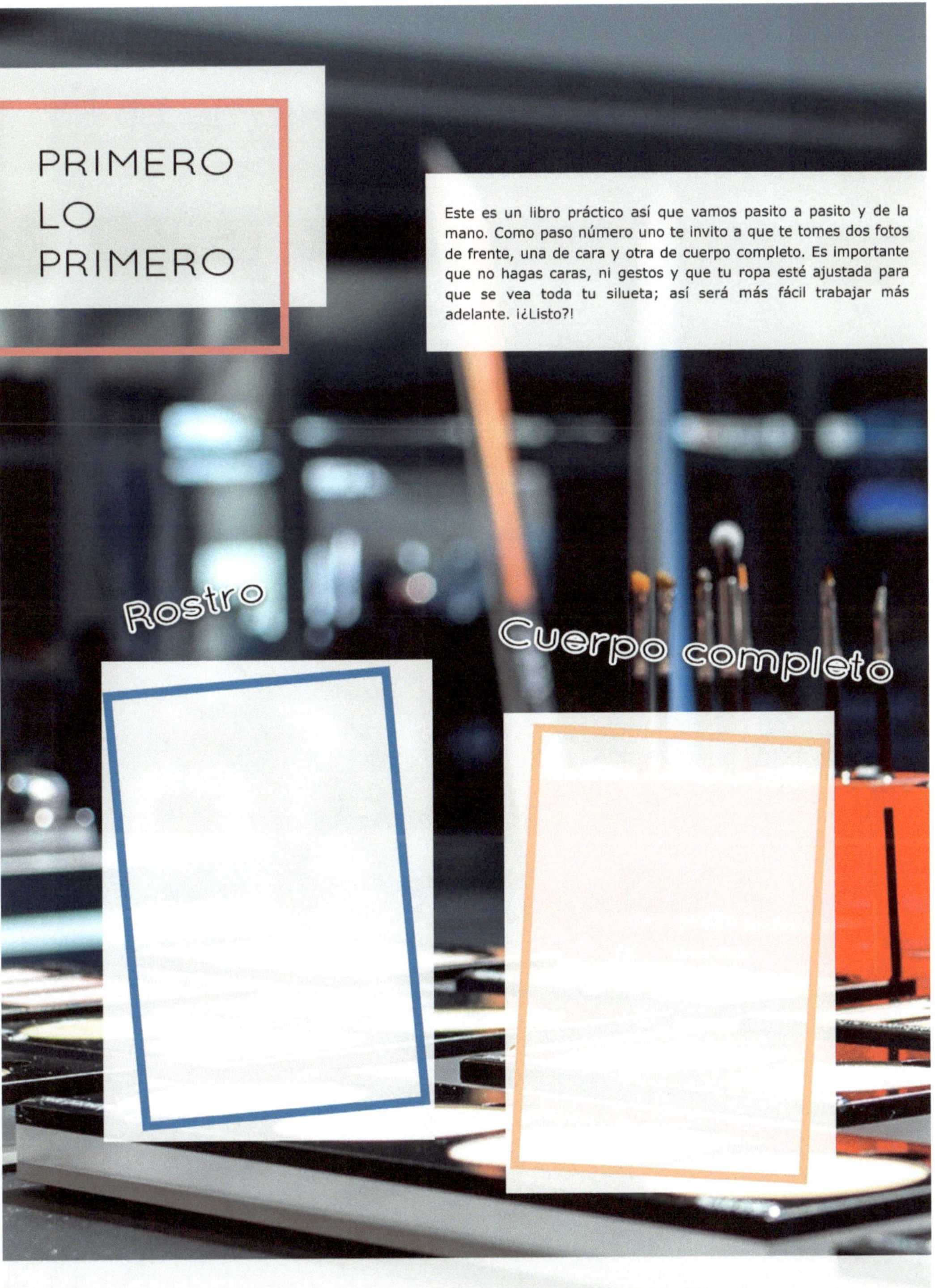

Ahora piensa por unos minutos cómo te gusta vestirte. Quizás eres muy sencill@ y prefieres la comodidad, o quizás eres más alocad@ y te gusta innovar en la moda, o tal vez te gusta verte más dulce. La opción que sea está perfecta, pero define una por el momento. Más adelante hablaremos sobre los estilos y descubriremos cuál es el tuyo.

SI ME SIENTO BIEN, ME VEO BIEN

Te ha pasado que cuando te vistes con una prenda en especial, las personas te dicen: ¡Qué bien te ves hoy! o ¡Qué guap@! Pero qué tal cuando vistes otro atuendo y te dicen: ¿Estás enferm@? o ¿Estás bien?.

A mí me pasaba y es que hay mucha lógica detrás de eso. Creas o no, tu imagen afecta directamente en la percepción que tengan los demás sobre ti y en tu autoestima.

Existen colores, siluetas y formas que le van bien a unas personas y a otras no. Es por esta razón que cuando conoces tu cromometría, tus medidas, tus formas y tu estilo; tendrás el control sobre todos los estímulos que quieras emanar a tus públicos. De esta manera serás la o el encargado de lo que los demás opinen de ti.

Quiero que sepas que esto es todo un proceso y debemos empezar desde lo más interno del ser; sólo así podremos conocer la esencia, para lograr coherencia con lo que estamos mostrando al exterior.

Mi trabajo no es superficial, como algunos pudieran llegar a pensar; es todo lo contrario. A lo que me dedico es a cambiar la vida de las personas, intento que en equipo saquemos todas las cualidades para que puedan sentirse bien consigo mismas y como resultado: vivir bien.

Un Consultor en Imagen trabaja con percepciones, con lo que los demás opinan sobre las personas, marcas o instituciones. Pero no lo veas desde afuera y por encima; hay mucho trabajo previo al manejo de la imagen. Existe un fondo que debe de ser intervenido para que la forma diga lo que el interior del producto realmente es.

Tu apariencia grita lo que tu interior esconde.

La primera maestra que tuve en este campo de la imagen, decía que en todo momento debíamos cuidar el fondo y la forma. Pues si había una gran forma con un fondo "chafa", el producto carecería de valor. Por otro lado, si había un fondo increíble, pero con una forma que no llamara la atención, nunca se fijarán en el producto. Por eso el fondo y la forma tienen la misma importancia, sólo así habrá coherencia y se evitará la confusión.

Recordemos la frase: "La belleza está en los ojos de quien mira". Muy cierta. Aunque existen varios cánones de belleza, yo quiero decirte que para mí, bella es la persona que es amable y buena con su entorno. Ahora, hablando de belleza física, todos tenemos la nuestra; solamente que a veces hay que darnos una pulida; es muy fácil y para eso estamos esta guía y yo.

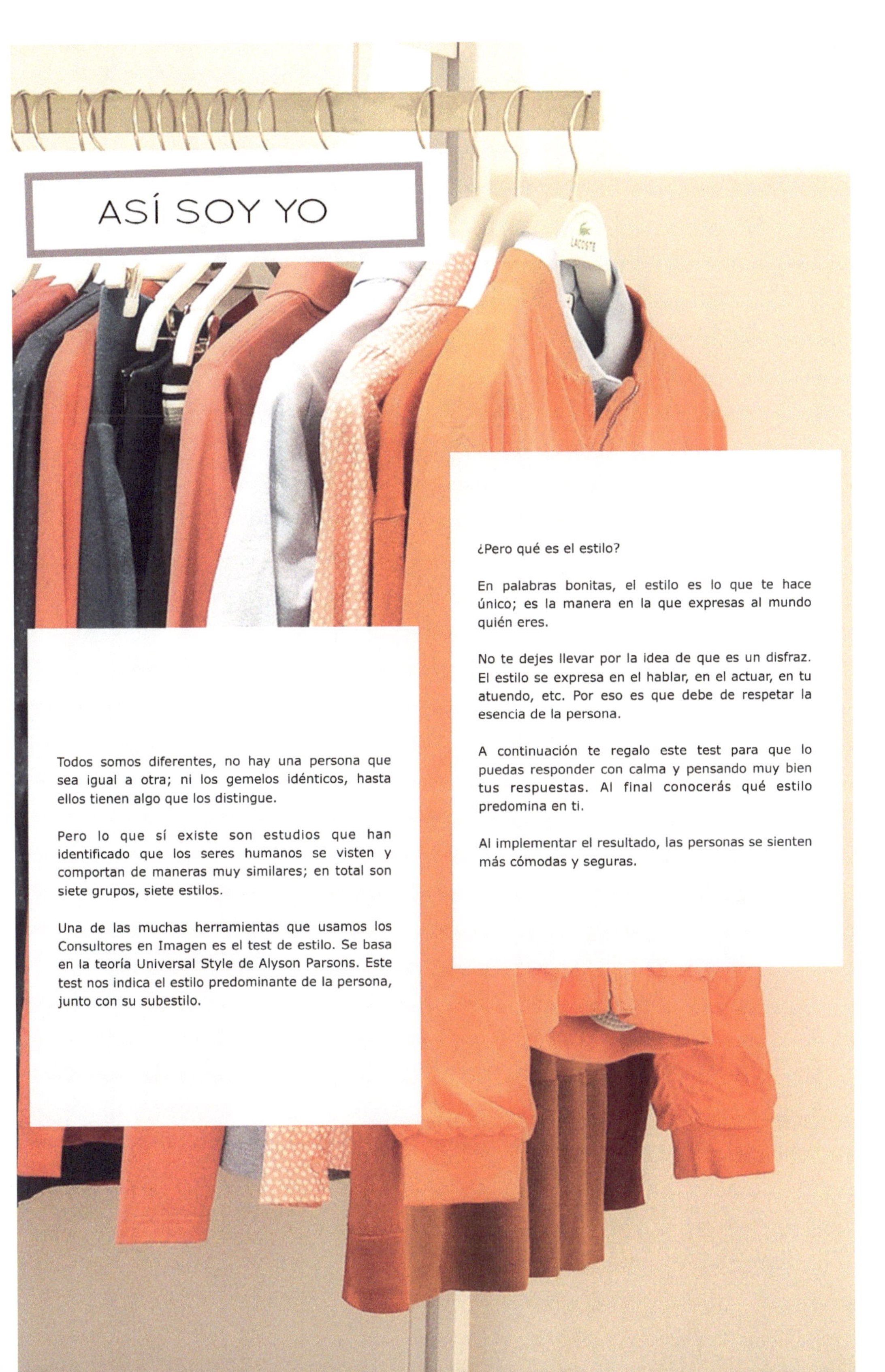

ASÍ SOY YO

Todos somos diferentes, no hay una persona que sea igual a otra; ni los gemelos idénticos, hasta ellos tienen algo que los distingue.

Pero lo que sí existe son estudios que han identificado que los seres humanos se visten y comportan de maneras muy similares; en total son siete grupos, siete estilos.

Una de las muchas herramientas que usamos los Consultores en Imagen es el test de estilo. Se basa en la teoría Universal Style de Alyson Parsons. Este test nos indica el estilo predominante de la persona, junto con su subestilo.

¿Pero qué es el estilo?

En palabras bonitas, el estilo es lo que te hace único; es la manera en la que expresas al mundo quién eres.

No te dejes llevar por la idea de que es un disfraz. El estilo se expresa en el hablar, en el actuar, en tu atuendo, etc. Por eso es que debe de respetar la esencia de la persona.

A continuación te regalo este test para que lo puedas responder con calma y pensando muy bien tus respuestas. Al final conocerás qué estilo predomina en ti.

Al implementar el resultado, las personas se sienten más cómodas y seguras.

¡DESCUBRE TU ESTILO!

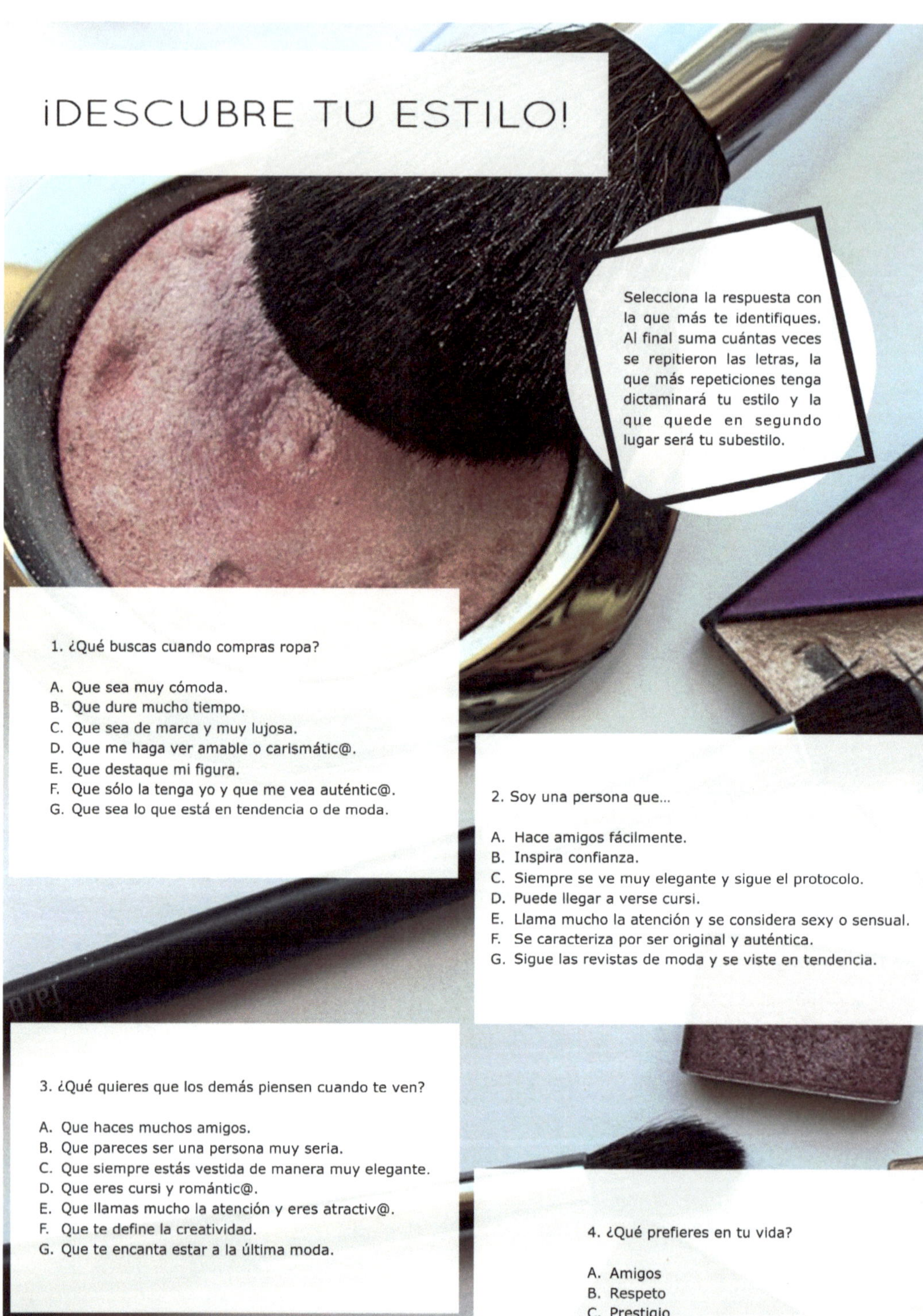

Selecciona la respuesta con la que más te identifiques. Al final suma cuántas veces se repitieron las letras, la que más repeticiones tenga dictaminará tu estilo y la que quede en segundo lugar será tu subestilo.

1. ¿Qué buscas cuando compras ropa?

A. Que sea muy cómoda.
B. Que dure mucho tiempo.
C. Que sea de marca y muy lujosa.
D. Que me haga ver amable o carismátic@.
E. Que destaque mi figura.
F. Que sólo la tenga yo y que me vea auténtic@.
G. Que sea lo que está en tendencia o de moda.

2. Soy una persona que…

A. Hace amigos fácilmente.
B. Inspira confianza.
C. Siempre se ve muy elegante y sigue el protocolo.
D. Puede llegar a verse cursi.
E. Llama mucho la atención y se considera sexy o sensual.
F. Se caracteriza por ser original y auténtica.
G. Sigue las revistas de moda y se viste en tendencia.

3. ¿Qué quieres que los demás piensen cuando te ven?

A. Que haces muchos amigos.
B. Que pareces ser una persona muy seria.
C. Que siempre estás vestida de manera muy elegante.
D. Que eres cursi y romántic@.
E. Que llamas mucho la atención y eres atractiv@.
F. Que te define la creatividad.
G. Que te encanta estar a la última moda.

4. ¿Qué prefieres en tu vida?

A. Amigos
B. Respeto
C. Prestigio
D. Familia
E. Atención del sexo opuesto
F. Originalidad
G. Ser reconocido

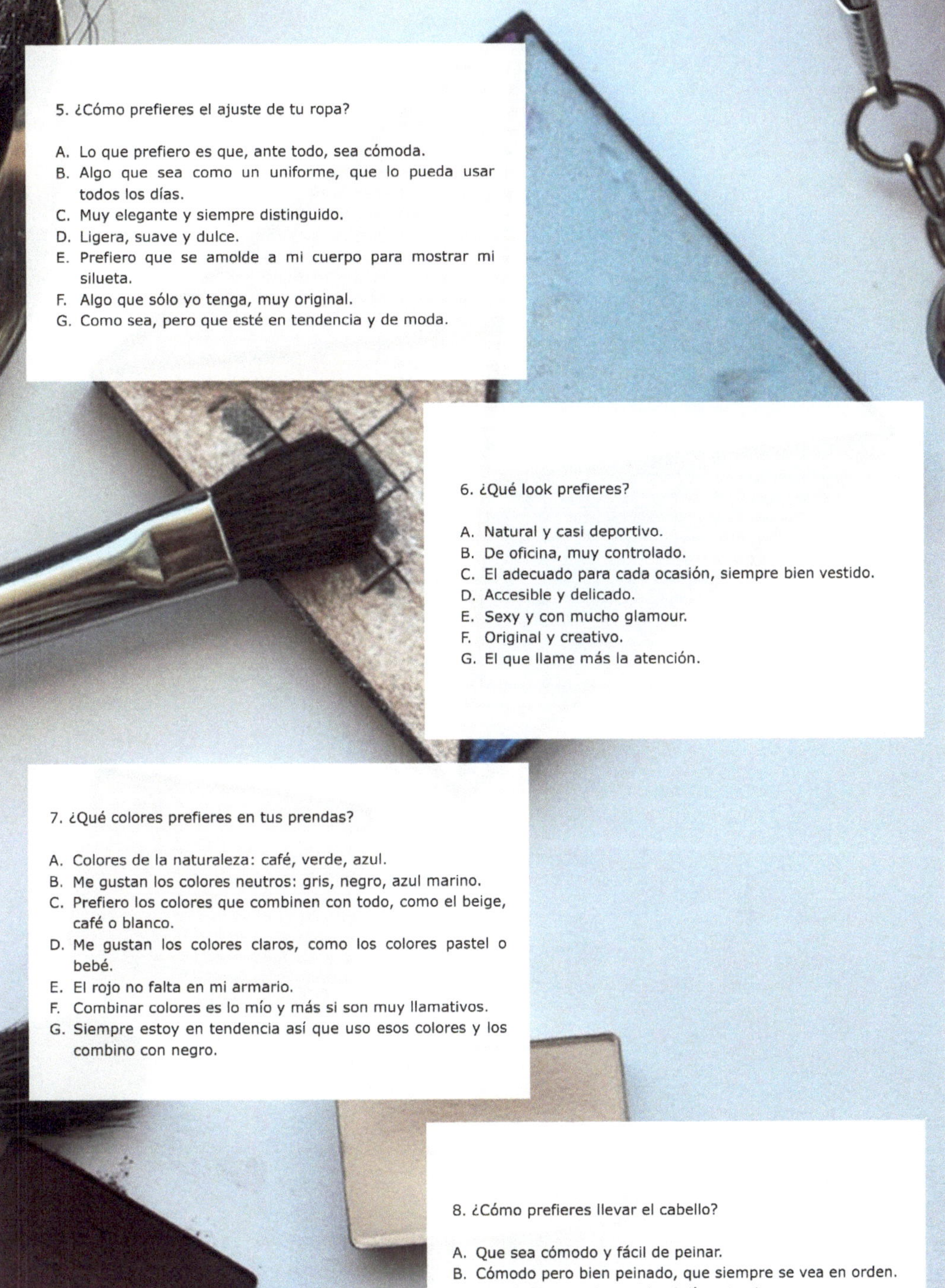

5. ¿Cómo prefieres el ajuste de tu ropa?

A. Lo que prefiero es que, ante todo, sea cómoda.
B. Algo que sea como un uniforme, que lo pueda usar todos los días.
C. Muy elegante y siempre distinguido.
D. Ligera, suave y dulce.
E. Prefiero que se amolde a mi cuerpo para mostrar mi silueta.
F. Algo que sólo yo tenga, muy original.
G. Como sea, pero que esté en tendencia y de moda.

6. ¿Qué look prefieres?

A. Natural y casi deportivo.
B. De oficina, muy controlado.
C. El adecuado para cada ocasión, siempre bien vestido.
D. Accesible y delicado.
E. Sexy y con mucho glamour.
F. Original y creativo.
G. El que llame más la atención.

7. ¿Qué colores prefieres en tus prendas?

A. Colores de la naturaleza: café, verde, azul.
B. Me gustan los colores neutros: gris, negro, azul marino.
C. Prefiero los colores que combinen con todo, como el beige, café o blanco.
D. Me gustan los colores claros, como los colores pastel o bebé.
E. El rojo no falta en mi armario.
F. Combinar colores es lo mío y más si son muy llamativos.
G. Siempre estoy en tendencia así que uso esos colores y los combino con negro.

8. ¿Cómo prefieres llevar el cabello?

A. Que sea cómodo y fácil de peinar.
B. Cómodo pero bien peinado, que siempre se vea en orden.
C. Impecable que dure todo el día peinado.
D. Largo medio y con caireles u ondas.
E. Que llame mucho la atención, sensual.
F. Muy original, quizás algo alocado.
G. Con corte recto, lacio y muy parejo.

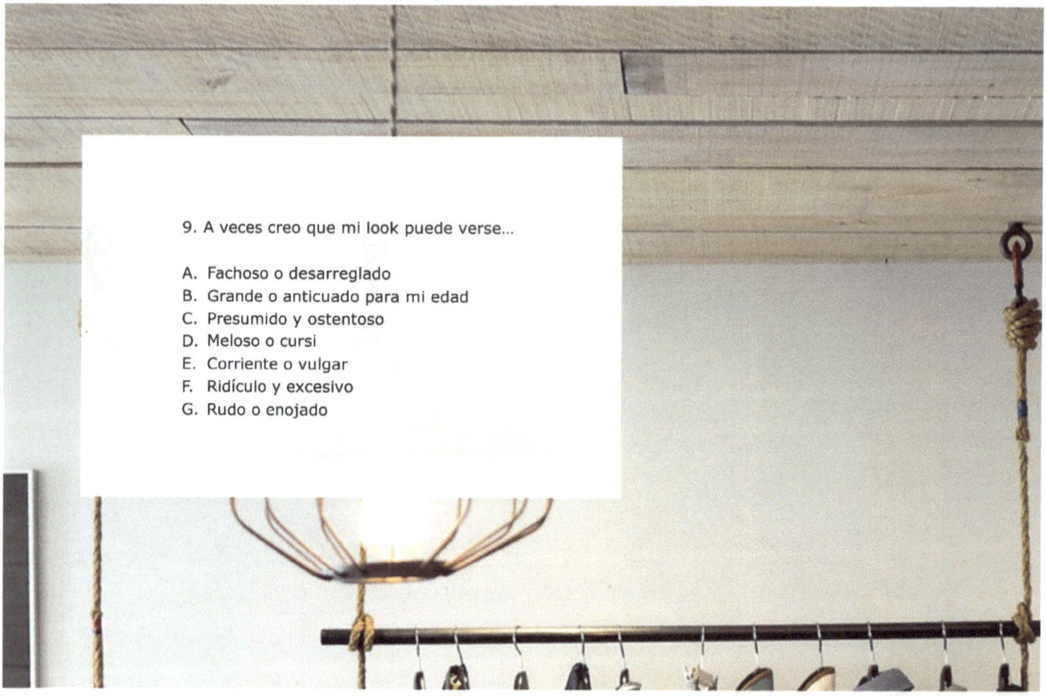

9. A veces creo que mi look puede verse...

A. Fachoso o desarreglado
B. Grande o anticuado para mi edad
C. Presumido y ostentoso
D. Meloso o cursi
E. Corriente o vulgar
F. Ridículo y excesivo
G. Rudo o enojado

10. ¿Con qué imagen te identificas más?

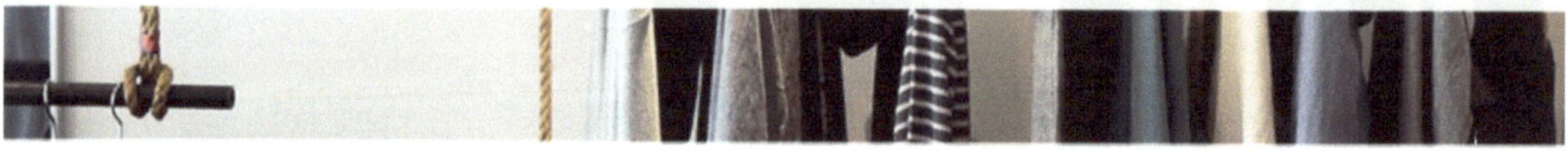

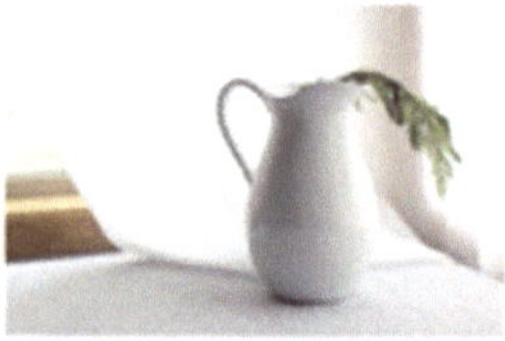

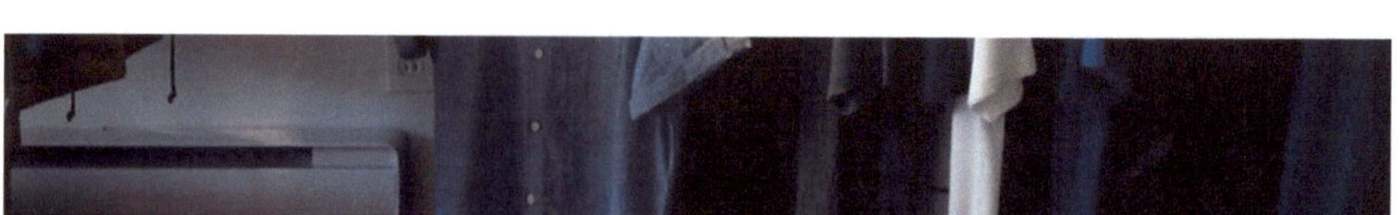

A 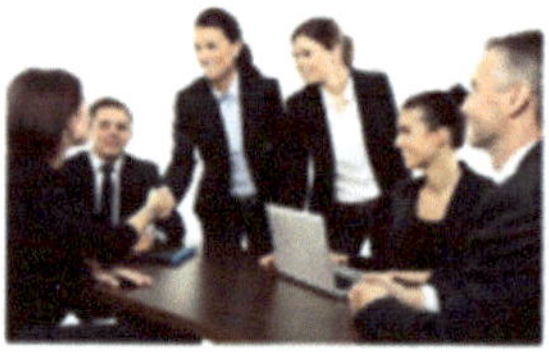   B 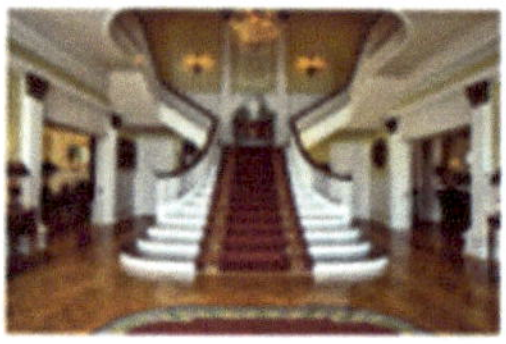   C

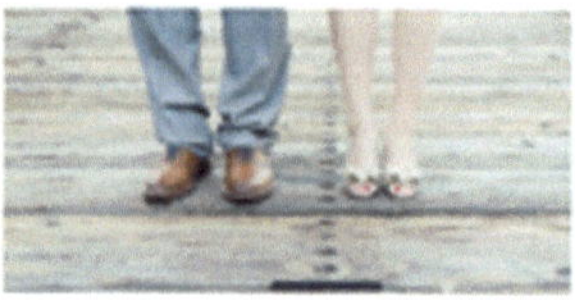

D 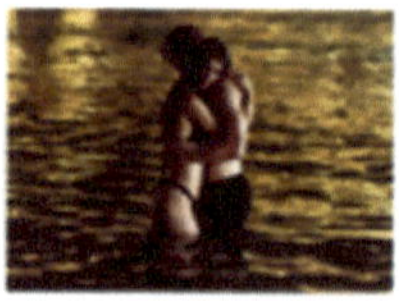   E 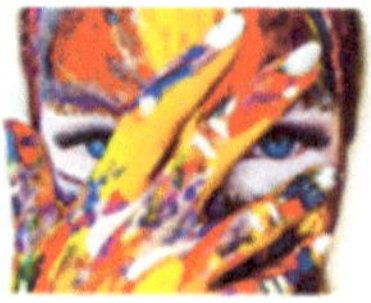   F 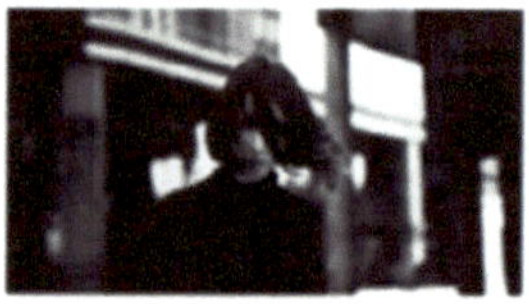   G

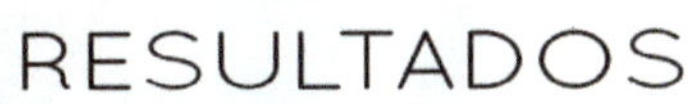

RESULTADOS

Antes que nada quiero decirte que con este test sólo llegamos a una aproximación del estilo que más te caracteriza.

Sin embargo para conocerlo con exactitud, es necesario que acudas con un Asesor en Imagen; quien con entrevistas a profundidad, cuestionarios y más herramientas, te dirá a qué estilo perteneces.

Además de orientarte con tu estilo y subestilo, te ayudará a implementarlo y a ajustar la intensidad que va con tu esencia.

Resultados:

- Suma las letras que se repiten, las que más puntuación tengan serán tu estilo y tu subestilo.

_____ Natural

_____ Tradicional

_____ Elegante

_____ Romántico

_____ Seductor

_____ Creativo

_____ Dramático

¡Ahora que ya sabes con qué estilo te identificas más, vamos a ahondar en cómo se comportan y qué los caracteriza!

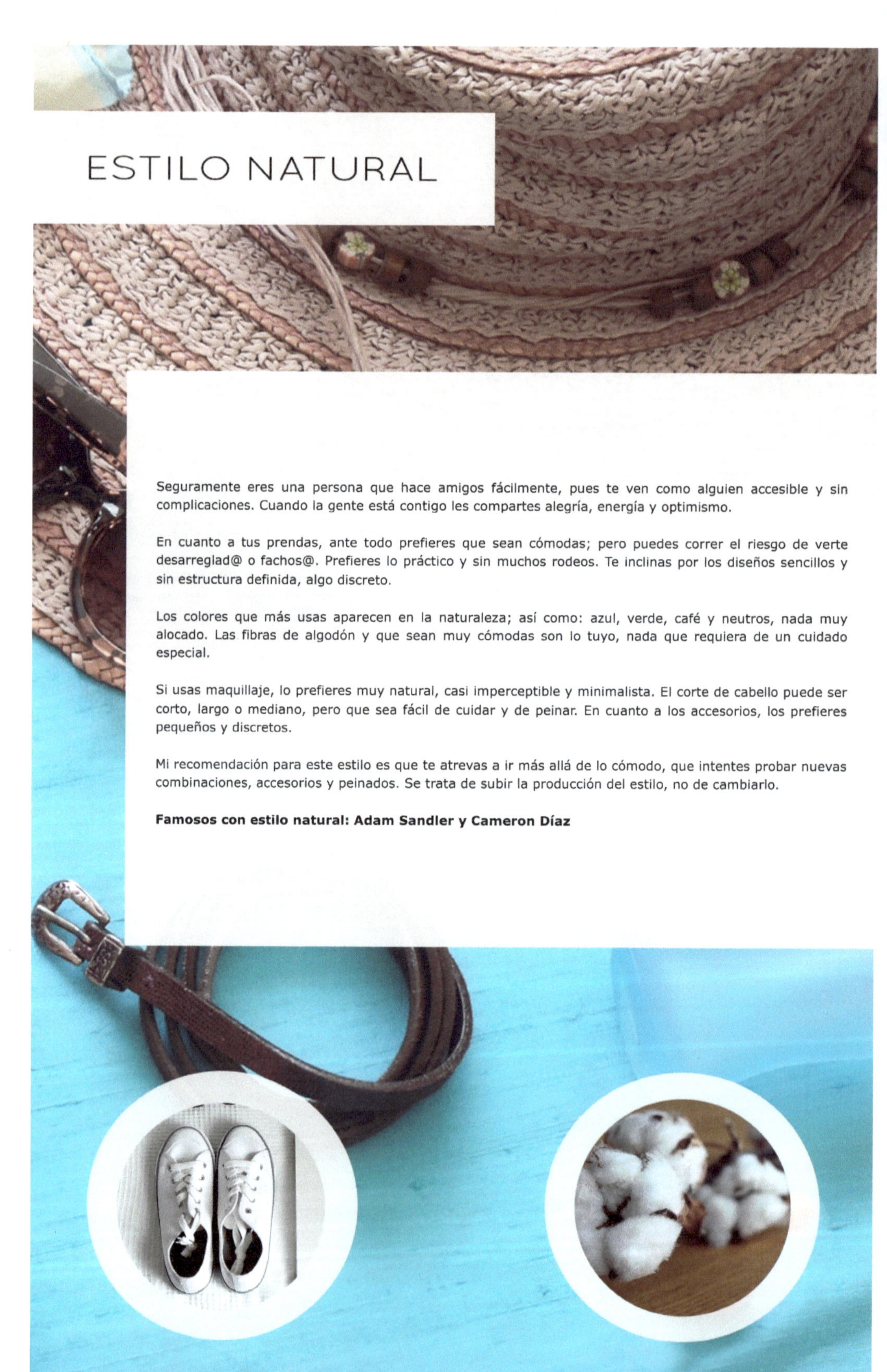

ESTILO NATURAL

Seguramente eres una persona que hace amigos fácilmente, pues te ven como alguien accesible y sin complicaciones. Cuando la gente está contigo les compartes alegría, energía y optimismo.

En cuanto a tus prendas, ante todo prefieres que sean cómodas; pero puedes correr el riesgo de verte desarreglad@ o fachos@. Prefieres lo práctico y sin muchos rodeos. Te inclinas por los diseños sencillos y sin estructura definida, algo discreto.

Los colores que más usas aparecen en la naturaleza; así como: azul, verde, café y neutros, nada muy alocado. Las fibras de algodón y que sean muy cómodas son lo tuyo, nada que requiera de un cuidado especial.

Si usas maquillaje, lo prefieres muy natural, casi imperceptible y minimalista. El corte de cabello puede ser corto, largo o mediano, pero que sea fácil de cuidar y de peinar. En cuanto a los accesorios, los prefieres pequeños y discretos.

Mi recomendación para este estilo es que te atrevas a ir más allá de lo cómodo, que intentes probar nuevas combinaciones, accesorios y peinados. Se trata de subir la producción del estilo, no de cambiarlo.

Famosos con estilo natural: Adam Sandler y Cameron Díaz

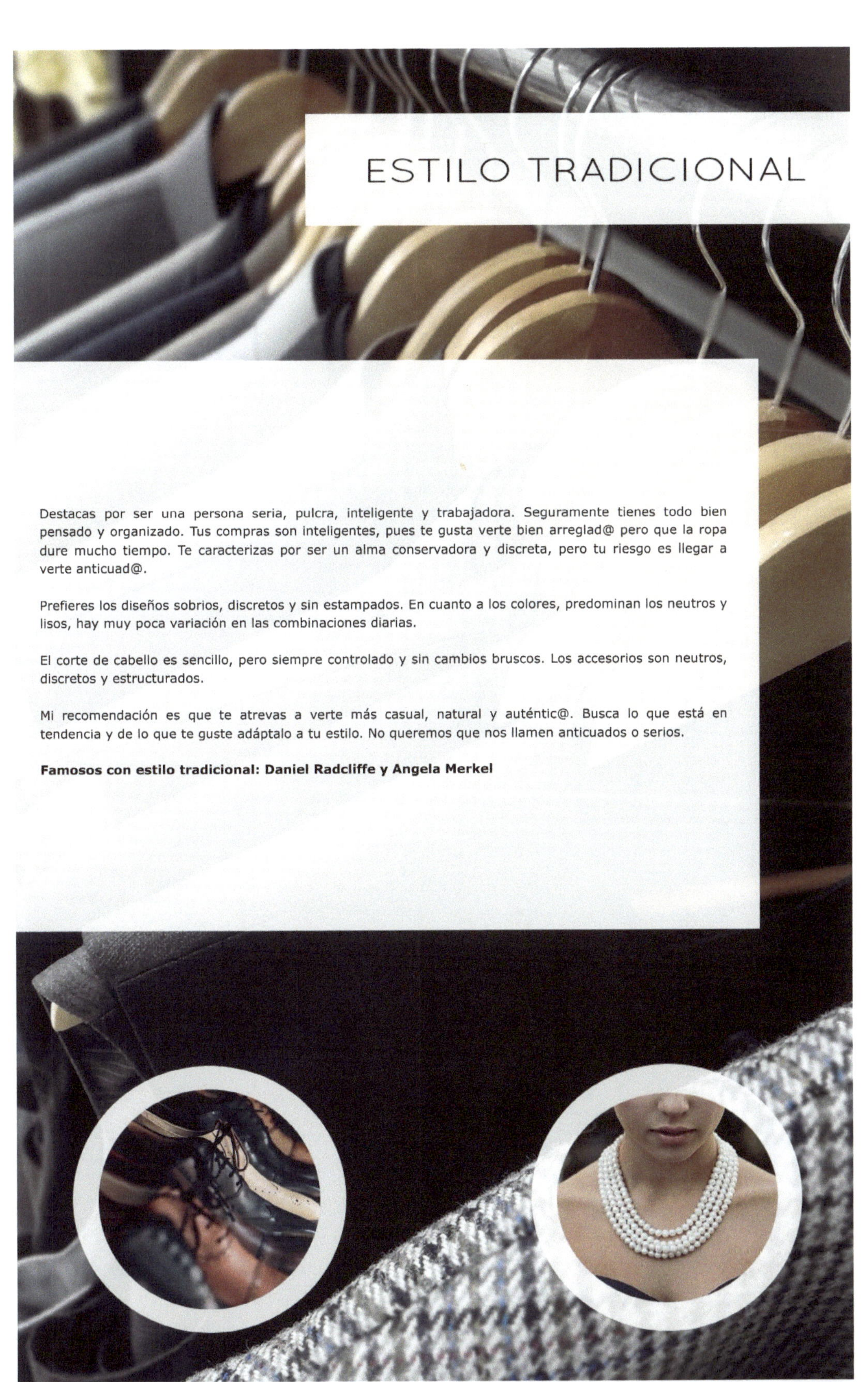

Destacas por ser una persona seria, pulcra, inteligente y trabajadora. Seguramente tienes todo bien pensado y organizado. Tus compras son inteligentes, pues te gusta verte bien arreglad@ pero que la ropa dure mucho tiempo. Te caracterizas por ser un alma conservadora y discreta, pero tu riesgo es llegar a verte anticuad@.

Prefieres los diseños sobrios, discretos y sin estampados. En cuanto a los colores, predominan los neutros y lisos, hay muy poca variación en las combinaciones diarias.

El corte de cabello es sencillo, pero siempre controlado y sin cambios bruscos. Los accesorios son neutros, discretos y estructurados.

Mi recomendación es que te atrevas a verte más casual, natural y auténtic@. Busca lo que está en tendencia y de lo que te guste adáptalo a tu estilo. No queremos que nos llamen anticuados o serios.

Famosos con estilo tradicional: Daniel Radcliffe y Angela Merkel

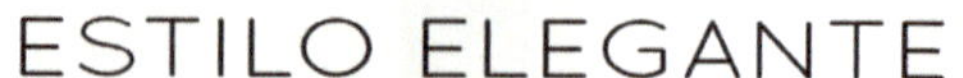

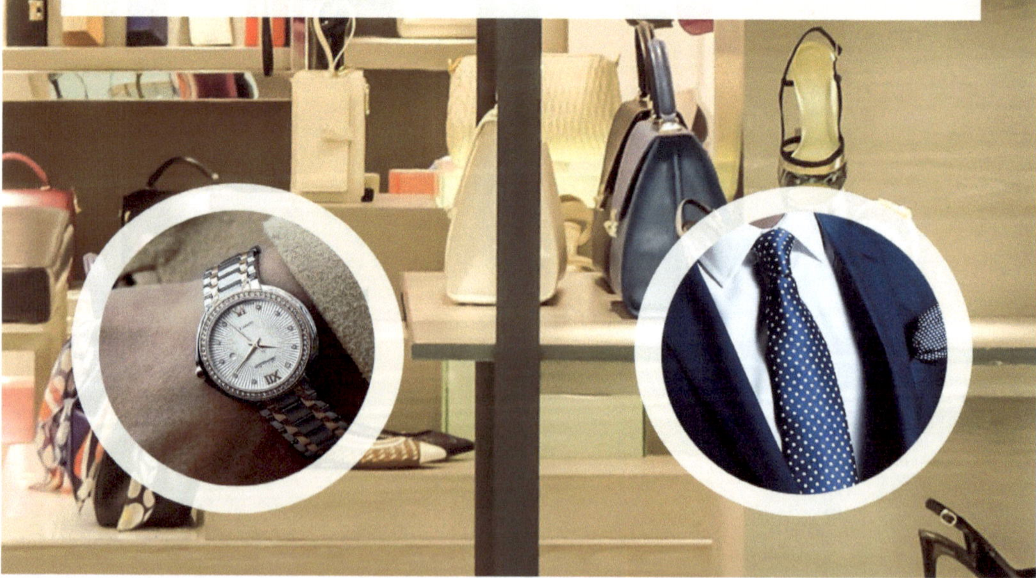

Ante todo las prendas finas; te gusta verte pulcr@, distinguid@ y refinad@. Reflejas autoridad y una posición elevada ante la sociedad. Envías mensajes de éxito y perfección, además de que siempre estás bien vestid@ según la ocasión. Tu riesgo es verte presumid@ o arrogante.

Así como el estilo natural prefiere la comodidad, tu prefieres la calidad. Por este motivo eres una persona ahorradora, pues sabes que invertir en la calidad de tus prendas es algo importante. Tu estilo es de los más difíciles de lograr, pues todo el tiempo debes estar atent@ a los detalles.

Los diseños que prefieres son formales, con líneas rectas y que ajusten al cuerpo de manera perfecta. Casi no se utilizan estampados y en su caso deberán ser muy pequeños, casi imperceptibles. Los colores que utilizan son: negro, blanco, gris; colores sólidos y sobrios, que combinen muy bien entre sí.

El corte de cabello es controlado, de medio a corto y atemporal. El maquillaje siempre está presente en las mujeres y debe ser perfecto, sin ningún error. Los accesorios no son ni muy grandes ni muy pequeños, sino adecuados para la complexión del individuo.

Yo te recomiendo que sigas así, vas por buen camino; lo único que te diría es que te diviertas más con la combinación de prendas, claro sin perder tu esencia.

Famosos con estilo elegante: Tom Ford y Kate Middleton

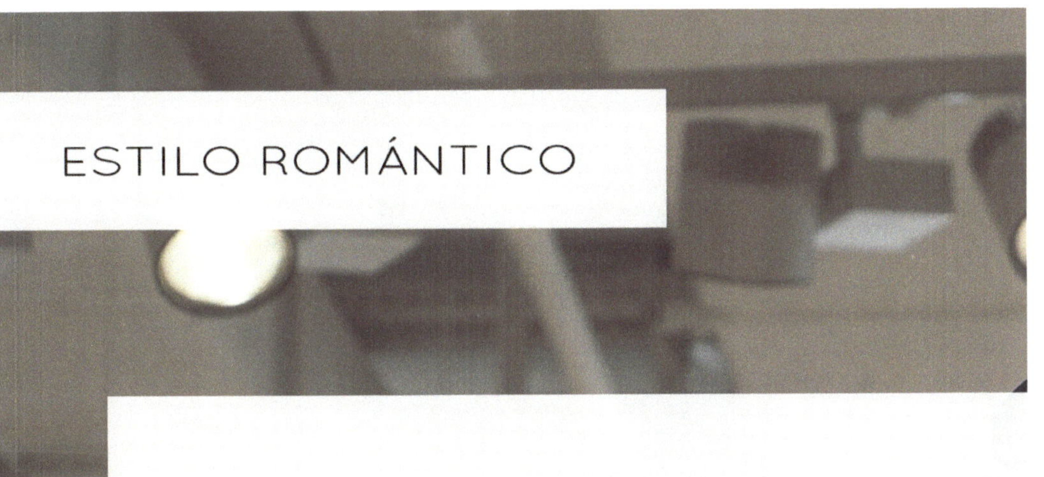

ESTILO ROMÁNTICO

Las personas de estilo romántico suelen tener muchos amigos, pues inspiran confianza y cordialidad. Reflejan bondad, empatía, paz, etc. ¿Qué más pueden pedir? Quizás estés relacionando este estilo con algo muy meloso o cursi, pero no es así. Aunque el riesgo sí es verse cursi o ingenuo, tiene muchas características más.

Suelen parecer personas gentiles, tiernas y encantadoras. Así como el estilo elegante prefiere calidad, el romántico prefieres amabilidad. En el caso de las mujeres, siempre querrán verse muy femeninas. Los colores que más gustan son los pasteles, nada muy fuerte o llamativo.

Las mujeres prefieren los vestidos con caída libre y vuelo, con formas suaves, encajes y clásicos. Los hombres prefieren líneas relajadas y poca estructura. Ambos gustan de texturas ligeras, tales como el rayón, terciopelo y seda.

El corte de cabello va de medios a largos, con ondas y reflejos claros. El maquillaje lleva tonos pasteles, es muy dulce y con pestañas bien marcadas. Los accesorios son sets que combinan entre sí, muy femeninos, sencillos y con toques figurativos.

Mi recomendación es que sigas produciendo tu estilo como lo haces, pues seguirás proyectando confianza y tendrás muchos amigos. Sólo te digo que no abuses de lo cursi para que no caigas en el riesgo.

Famosos con estilo romántico: Ryan Gosling y Taylor Swift

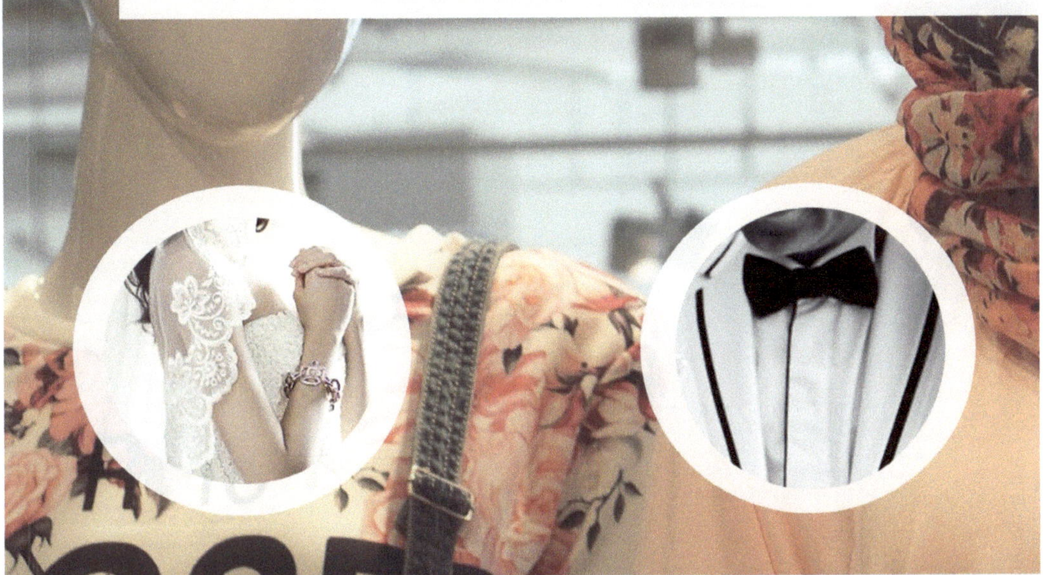

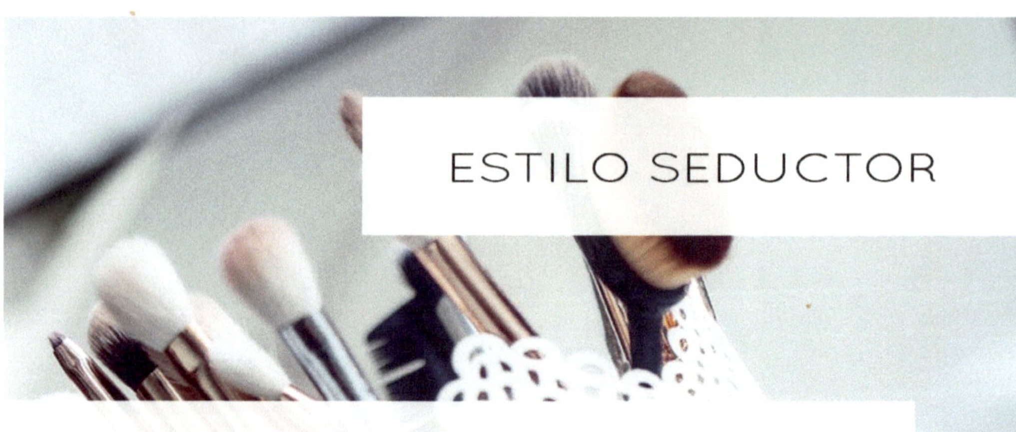

Seguramente mucha gente te dice que eres sexy, pues llamas la atención de las personas y más del sexo opuesto. Lo tuyo no es la comodidad, prefieres mostrar piel y un ajuste entallado a tu figura, pues eres provocativ@ y coquet@. Mucho cuidado porque puedes llegar a verte vulgar o corriente.

A este estilo le gusta que la ropa deje ver su figura y algo de piel, prefieren diseños atrevidos, intensos y con combinaciones contrastantes. El cabello lo peinan con capas, ondulado o lacio, de medio a largo y con mucho volumen. El maquillaje es sensual y hecho con mucha precisión, los labios destacan.

En hombres, el vello facial está presente, muy bien arreglado y definido. Los accesorios son llamativos y grandes. A muchas personas de este estilo les gustan los tatuajes.

Mi recomendación es que dejes un espacio a la mesura dentro de tu armario, no abuses de lo sensual para que no caigas en el riesgo de verte vulgar. Cuidado con los maxi escotes o micro mini faldas, recuerda que menos es más en cuanto a sencillez. Procura que tus outfits se vean más discretos y elegantes, todo esto sin perder tu esencia.

Famosos con estilo seductor: David Beckham y Megan Fox

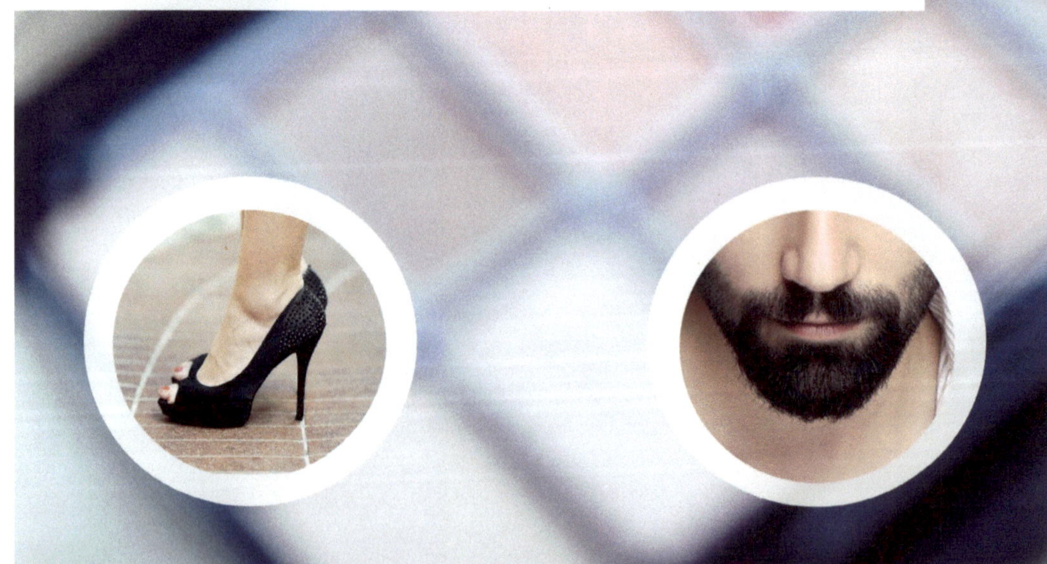

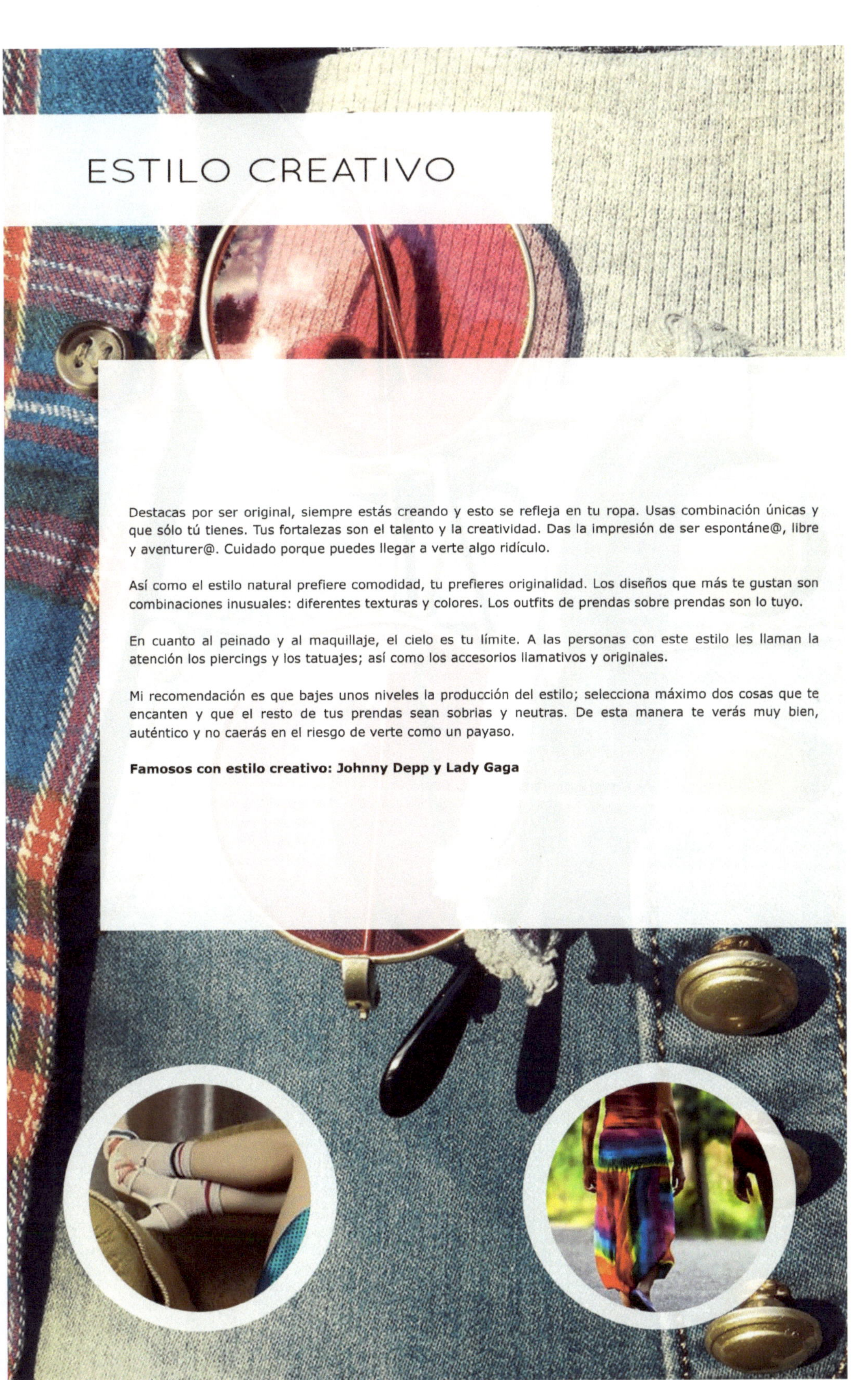

ESTILO CREATIVO

Destacas por ser original, siempre estás creando y esto se refleja en tu ropa. Usas combinación únicas y que sólo tú tienes. Tus fortalezas son el talento y la creatividad. Das la impresión de ser espontáne@, libre y aventurer@. Cuidado porque puedes llegar a verte algo ridículo.

Así como el estilo natural prefiere comodidad, tu prefieres originalidad. Los diseños que más te gustan son combinaciones inusuales: diferentes texturas y colores. Los outfits de prendas sobre prendas son lo tuyo.

En cuanto al peinado y al maquillaje, el cielo es tu límite. A las personas con este estilo les llaman la atención los piercings y los tatuajes; así como los accesorios llamativos y originales.

Mi recomendación es que bajes unos niveles la producción del estilo; selecciona máximo dos cosas que te encanten y que el resto de tus prendas sean sobrias y neutras. De esta manera te verás muy bien, auténtico y no caerás en el riesgo de verte como un payaso.

Famosos con estilo creativo: Johnny Depp y Lady Gaga

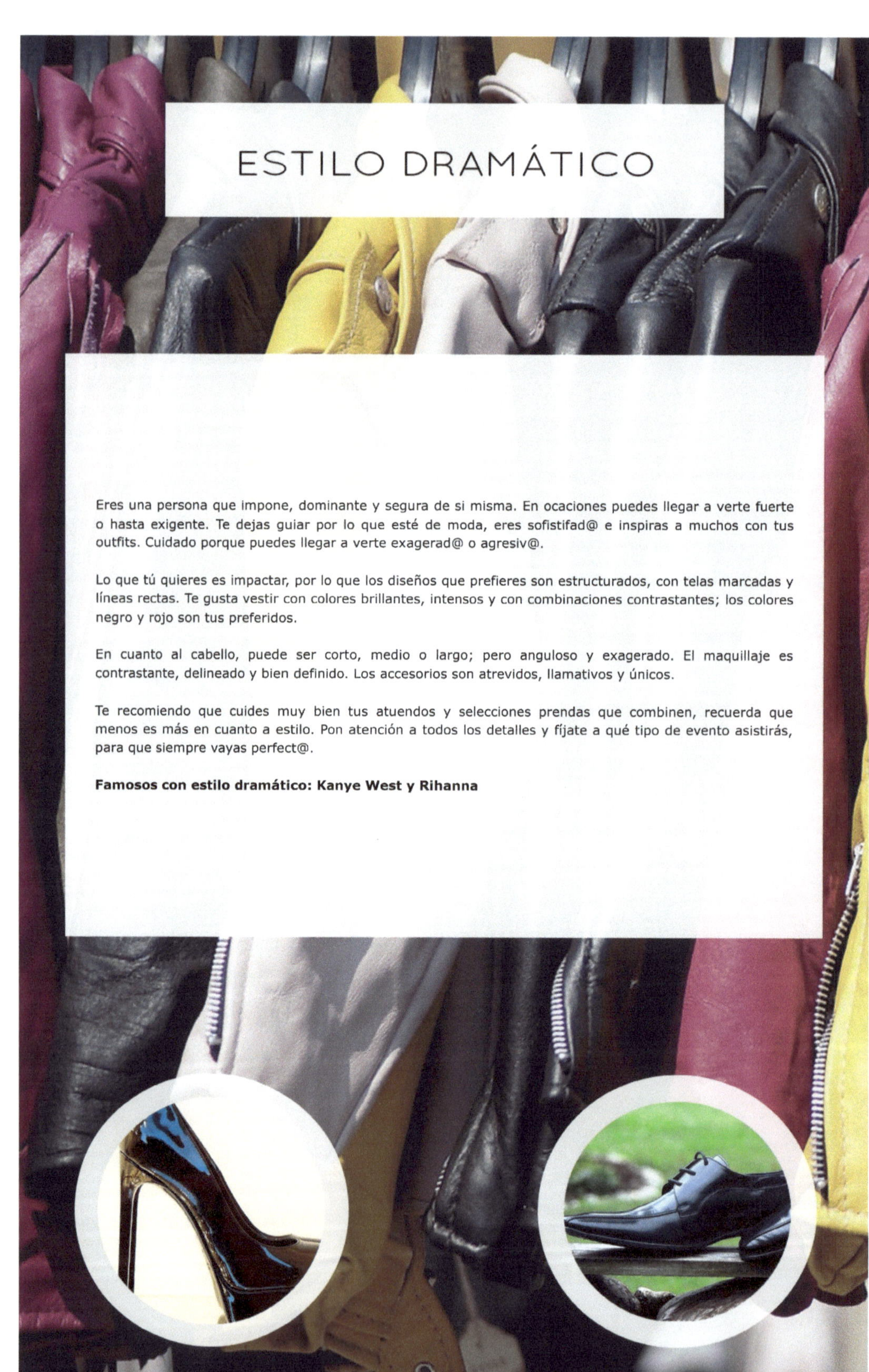

ESTILO DRAMÁTICO

Eres una persona que impone, dominante y segura de si misma. En ocaciones puedes llegar a verte fuerte o hasta exigente. Te dejas guiar por lo que esté de moda, eres sofistifad@ e inspiras a muchos con tus outfits. Cuidado porque puedes llegar a verte exagerad@ o agresiv@.

Lo que tú quieres es impactar, por lo que los diseños que prefieres son estructurados, con telas marcadas y líneas rectas. Te gusta vestir con colores brillantes, intensos y con combinaciones contrastantes; los colores negro y rojo son tus preferidos.

En cuanto al cabello, puede ser corto, medio o largo; pero anguloso y exagerado. El maquillaje es contrastante, delineado y bien definido. Los accesorios son atrevidos, llamativos y únicos.

Te recomiendo que cuides muy bien tus atuendos y selecciones prendas que combinen, recuerda que menos es más en cuanto a estilo. Pon atención a todos los detalles y fíjate a qué tipo de evento asistirás, para que siempre vayas perfect@.

Famosos con estilo dramático: Kanye West y Rihanna

Seguramente te identificas con la frase "No tengo nada que ponerme". Te apuesto a que tu armario está lleno y ya no le cabe ni una prenda más. Lo que pasa es que no te sientes a gusto con tu ropa, quizás ya son telas muy viejitas o tu cuerpo ha cambiado; quizás esos colores no resaltan tu belleza, o quizás, o quizás, o quizás.

Por eso es que esta profesión es tan cotizada hoy en día, la gente quiere sentirse bien y lucir radiante; y que todo sea rápido, barato y que dé buenos resultados.

Te tengo una gran noticia, un guardarropa básico y versátil requiere sólo de 20 prendas. Ahí es donde entra mi labor y es que hay que seleccionarlas estratégicamente para que todas combinen y siempre luzcas espectacular.

Una de mis estrategias es tener prendas neutras o "comodín", pero también tener unas que destaquen o sobresalgan; así éstas llamarán la atención y las neutras las podrás usar una y otra vez sin parecer fotografía.

Te invito a que además de estas prendas compres las que más te gustan, esas que te hacen únic@; así las podrás combinar y resaltar tu estilo al máximo.

Ahora que te diré todas las prendas que necesitas para tu armario, seguramente te preguntarás cómo combinarlas, así que aquí te dejo algunas ideas. Te aseguro que es la parte más divertida y tu imaginación es el límite.

¡Llegó la hora de divertirnos!

SACA EL MÁXIMO PROVECHO A TUS PRENDAS

- 1 chamarra o abrigo en colores oscuros.
- 1 suéter de color oscuro y con botones.
- 2 camisas blancas.
- 1 camisa de color sólido.
- 3 playeras de color sólido y neutras.
- 2 trajes, uno azul oscuro y otro gris oscuro.
- 3 pantalones formales, uno negro, uno claro y uno gris oscuro.
- 1 cinturón negro por un lado y café o azul por el otro.
- 2 corbatas.
- 1 jeans, sin deslavadas ni agujeros; que sean neutros y lisos.
- 1 par de zapatos negros y formales.
- 1 par de zapatos cafés de gamuza.
- 1 tennis blancos casuales.

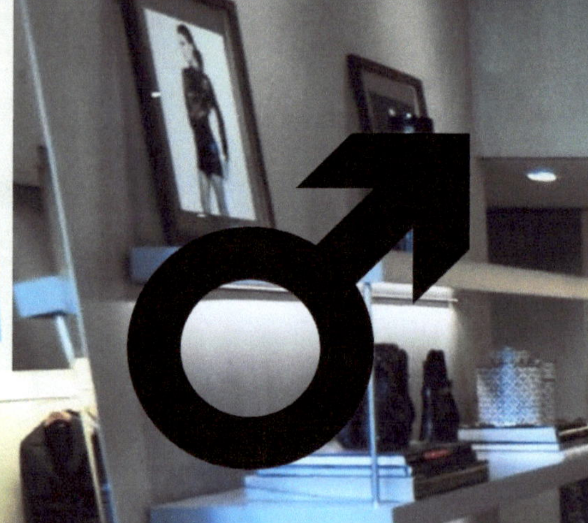

Algunas ideas para combinar tu fondo de armario (hombres):

- Combina tus jeans con una playera de color y los tenis blancos, así podrás salir al cine o a algún plan con tus amigos.

- Usa los jeans con una camisa de color y zapatos café, para un viernes en la oficina.

- Para una comida con tu familia, combina los jeans con una camisa blanca y el suéter oscuro; los zapatos café se verán muy bien.

- Usa unos pantalones caqui con camisa blanca, cinturón reversible en color café, gabardina y zapatos café, para un día de juntas en la oficina.

SACA EL MÁXIMO PROVECHO A TUS PRENDAS

- 1 chamarra o abrigo en colores oscuros.
- 1 suéter de color oscuro y con botones.
- 2 camisas blancas.
- 1 camisa de color sólido.
- 4 blusas de color sólido y neutras.
- 3 pantalones formales, uno negro, uno claro y uno gris oscuro.
- 1 cinturón negro por un lado y café o azul por el otro.
- 2 faldas a la altura de la rodilla.
- 1 vestido negro a la altura de la rodilla.
- 1 jeans, sin deslavadas ni agujeros; que sean neutros y lisos.
- 1 par de zapatos cerrados de tacón, negros y otros en color café.
- 1 par de zapatos abiertos de tacón, negros y otros en color café.
- 1 botas negras y unos zapatos bajos.

Algunas ideas para combinar tu fondo de armario (mujeres):

- Para un día de trabajo o un evento formal, las camisas blancas quedan bien con los pantalones negros y zapatos negros cerrados.

- Para comidas familiares opta por unos jeans, camisa blanca y zapatos de tacón abiertos.

- Para un evento con tus amigas usa tu falda favorita con la camisa blanca, y combínalos con los zapatos abiertos en color café.

- Combina los jeans con tu blusa favorita y unos tacones cerrados en color café, para salir a tomar el té.

- Combina con tus jeans y zapatos bajos el suéter negro, junto con la blusa que más te guste, para un día en el que no te tengas que arreglar mucho, pero sí verte bien.

- Para un viernes en la oficina combina tus jeans con la camisa blanca, tacones negros y una bolsa de color.

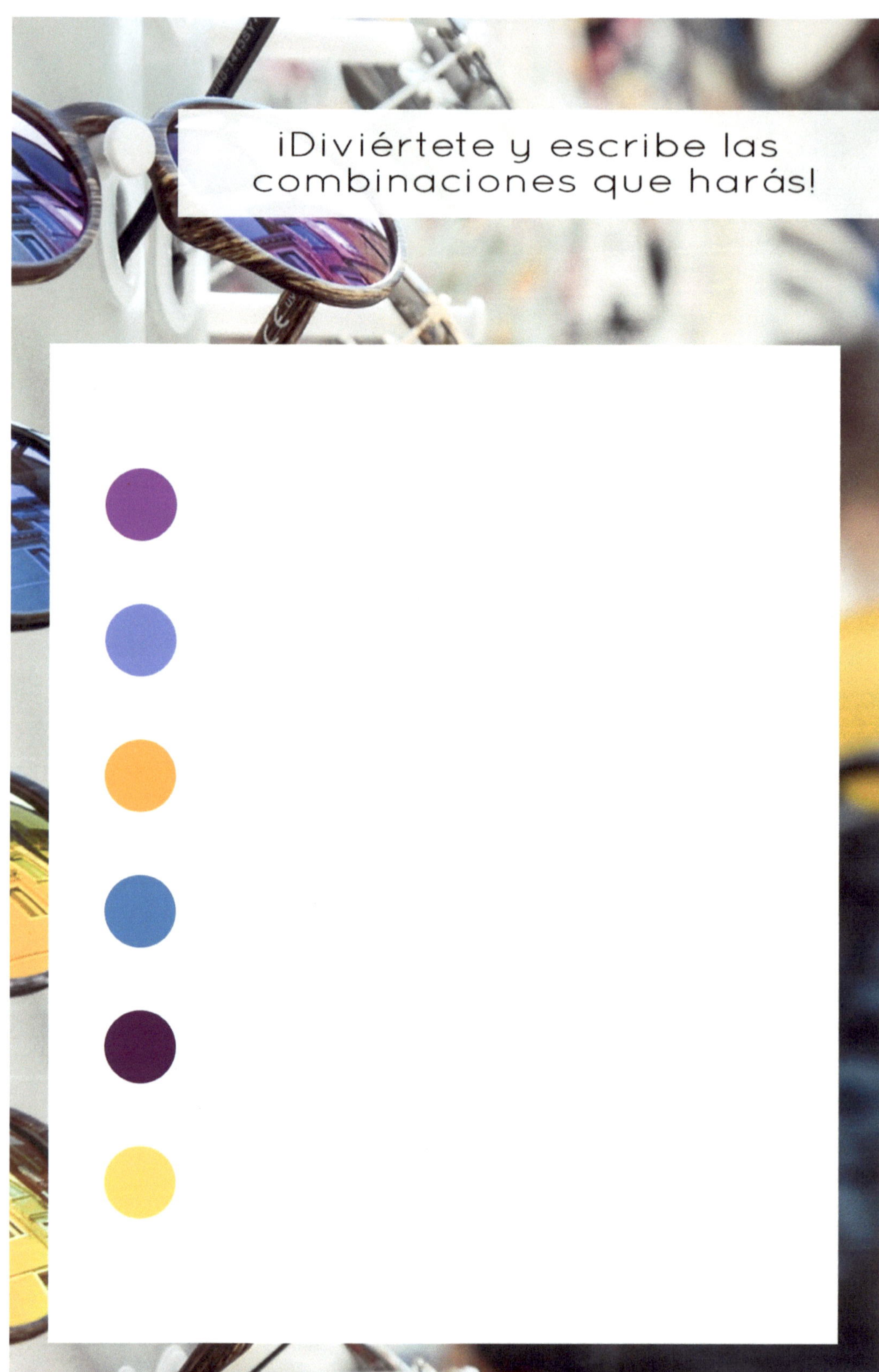

¡Diviértete y escribe las
combinaciones que harás!

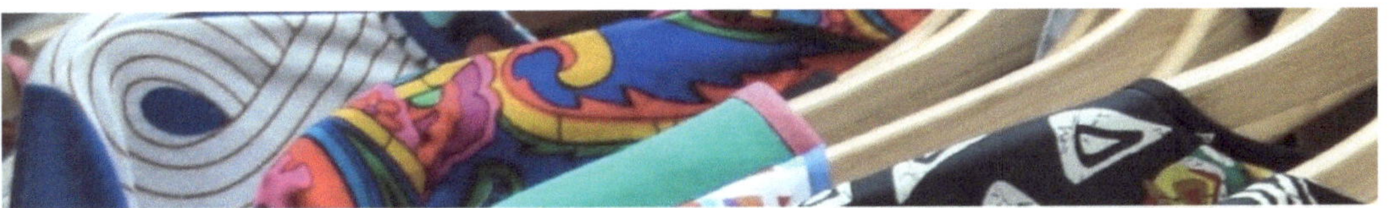

NI FRUTAS NI FIGURAS GEOMÉTRICAS

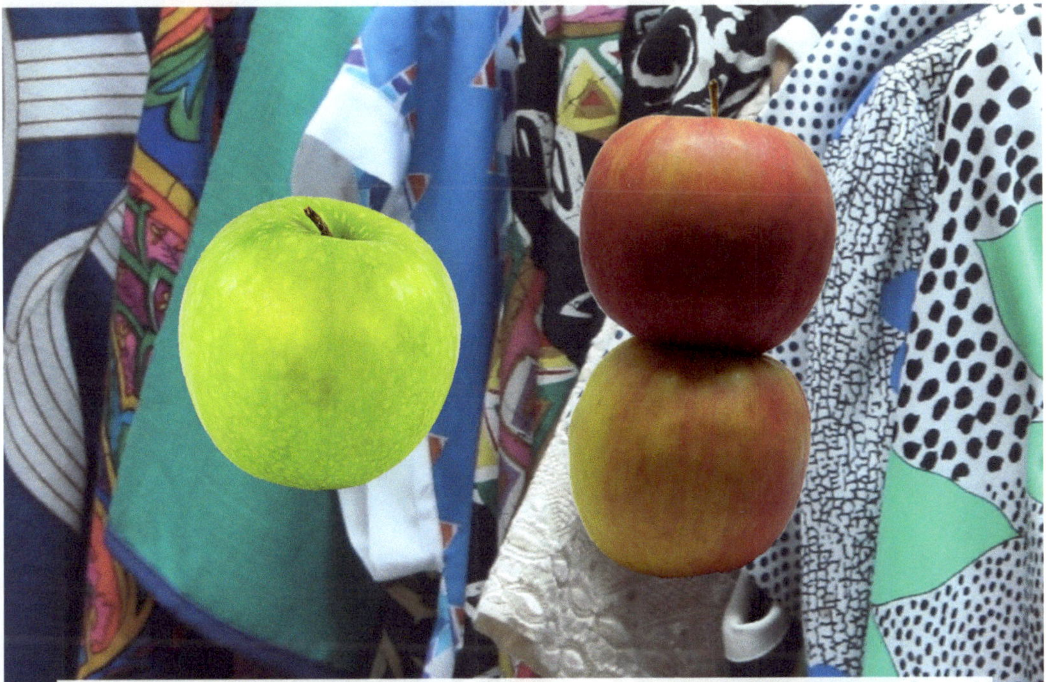

Existe un conflicto dentro de mi para nombrar este tema; muchos colegas llaman las formas del cuerpo con nombres de frutas; por ejemplo: manzana o pera. Otros las clasifican con nombres de cubiertos, como: cuchillo o cuchara. Y otros tantos prefieren referirse a las formas geométricas, tales como: círculo o triángulo.

Pero para mi un cuerpo va mucho más allá de eso, pues todos somos completa y absolutamente diferentes. Estos parámetros sirven para encasillar tipos de cuerpos y proporcionar recomendaciones generales. Algunas pueden servir, pero lo que en realidad funciona es cuando el consultor analiza cada medida de tu cuerpo a detalle, para determinar las recomendaciones que se amoldan solamente a tu persona.

Para poder realizar estos servicios es necesario que acudas a un Consultor en Imagen; sólo ese profesional te podrá aconsejar específicamente y te aseguro que los resultados te encantarán.

Esta es una ciencia muy personal, nada de generalizaciones.

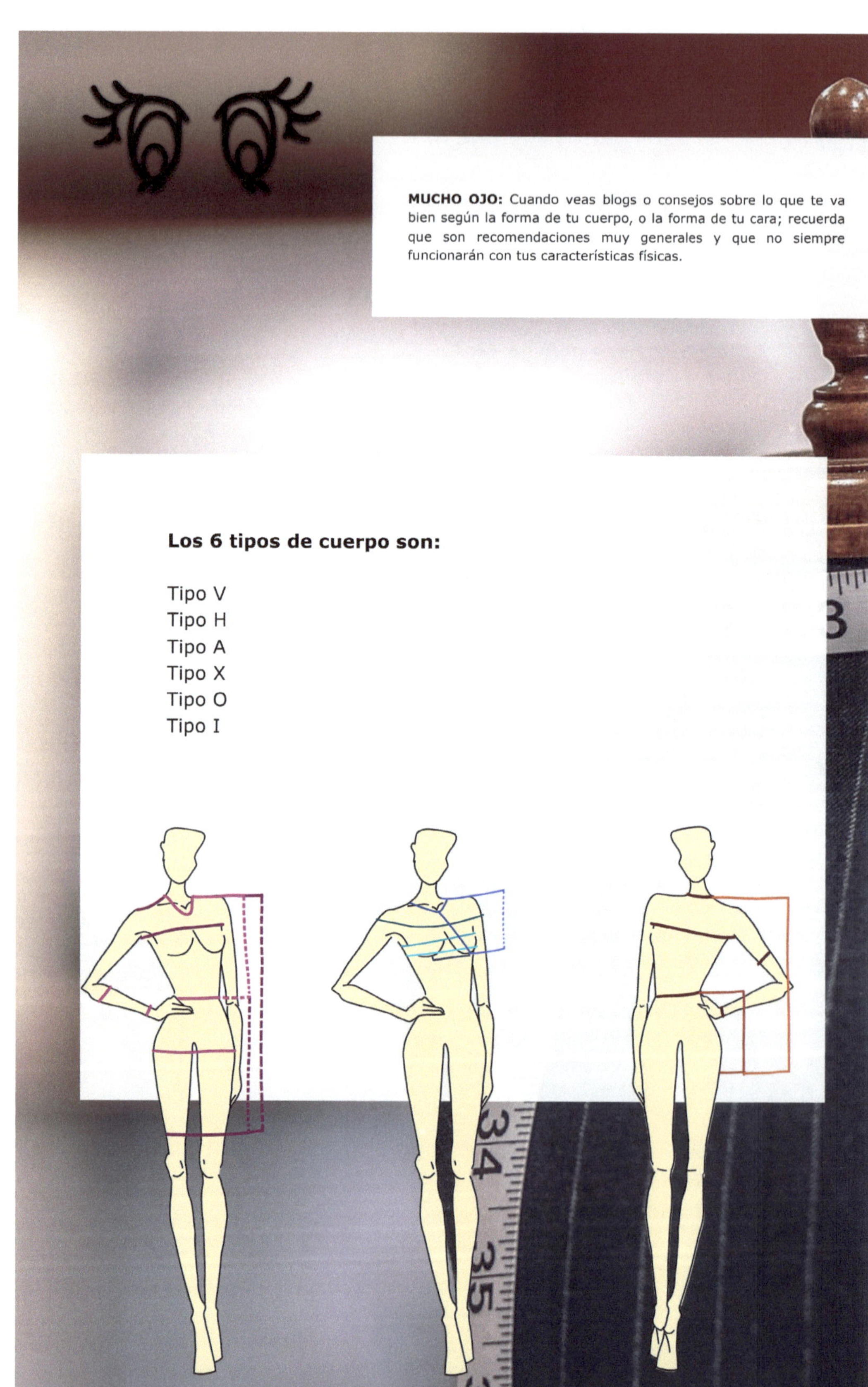

Los 6 tipos de cuerpo son:

Tipo V
Tipo H
Tipo A
Tipo X
Tipo O
Tipo I

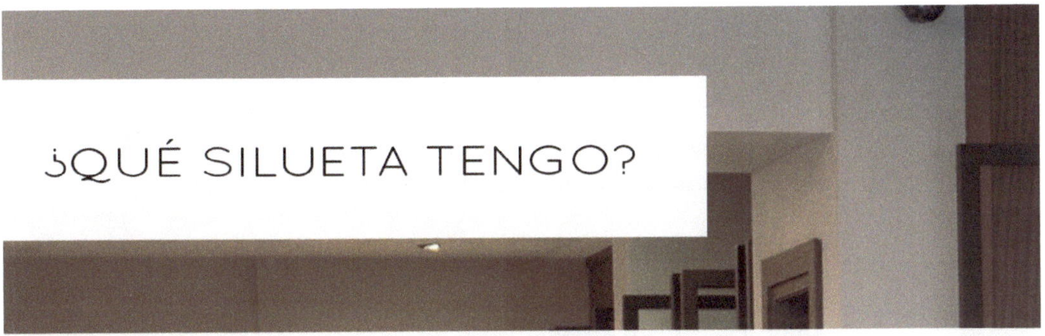

¿QUÉ SILUETA TENGO?

Para que tu solit@ puedas saber qué silueta tienes, te recomiendo que tomes una foto de cuerpo completo con ropa ajustada, luego imprímela. Después analiza a qué letra se parece más. Cuando termines de leer todas las explicaciones de los tipos de cuerpo decide cuál es el tuyo. Por último, encima de la fotografía dibuja la letra.

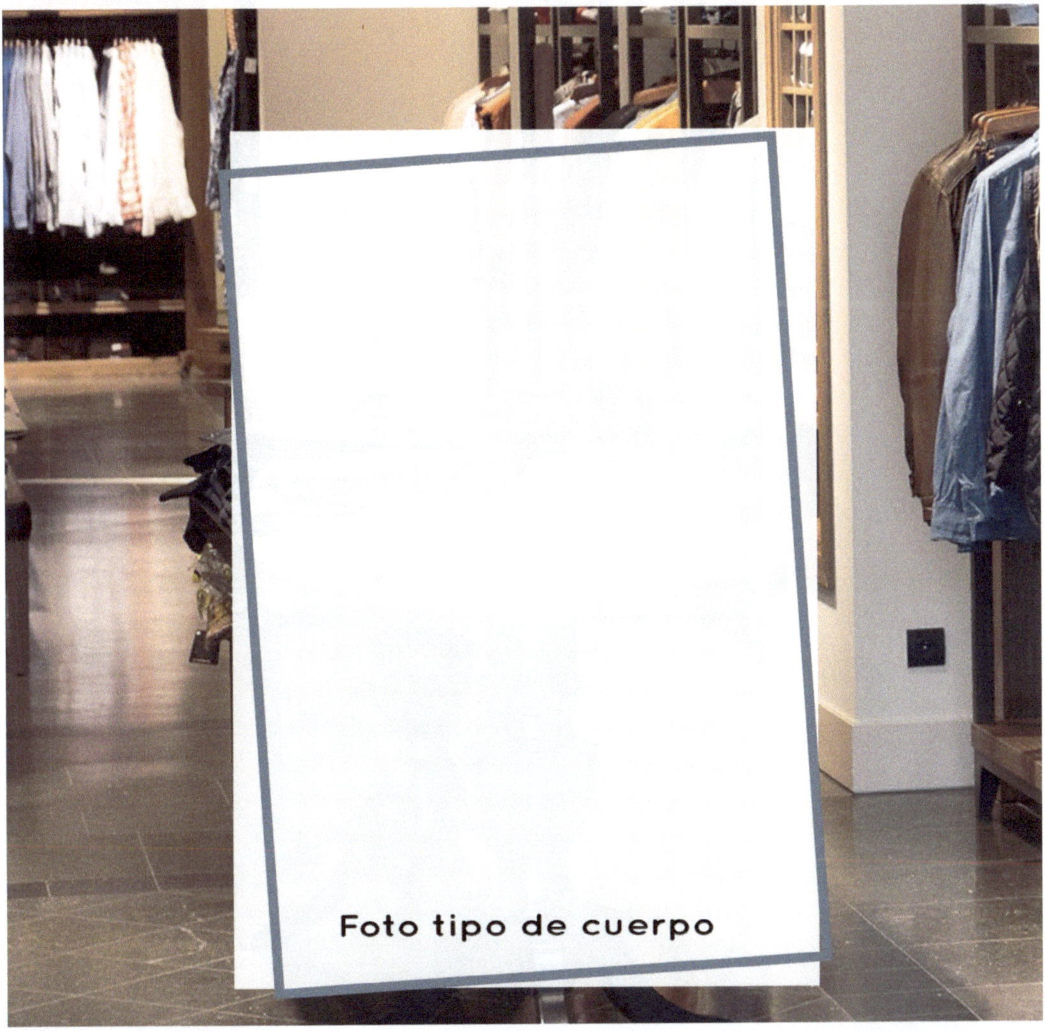

Foto tipo de cuerpo

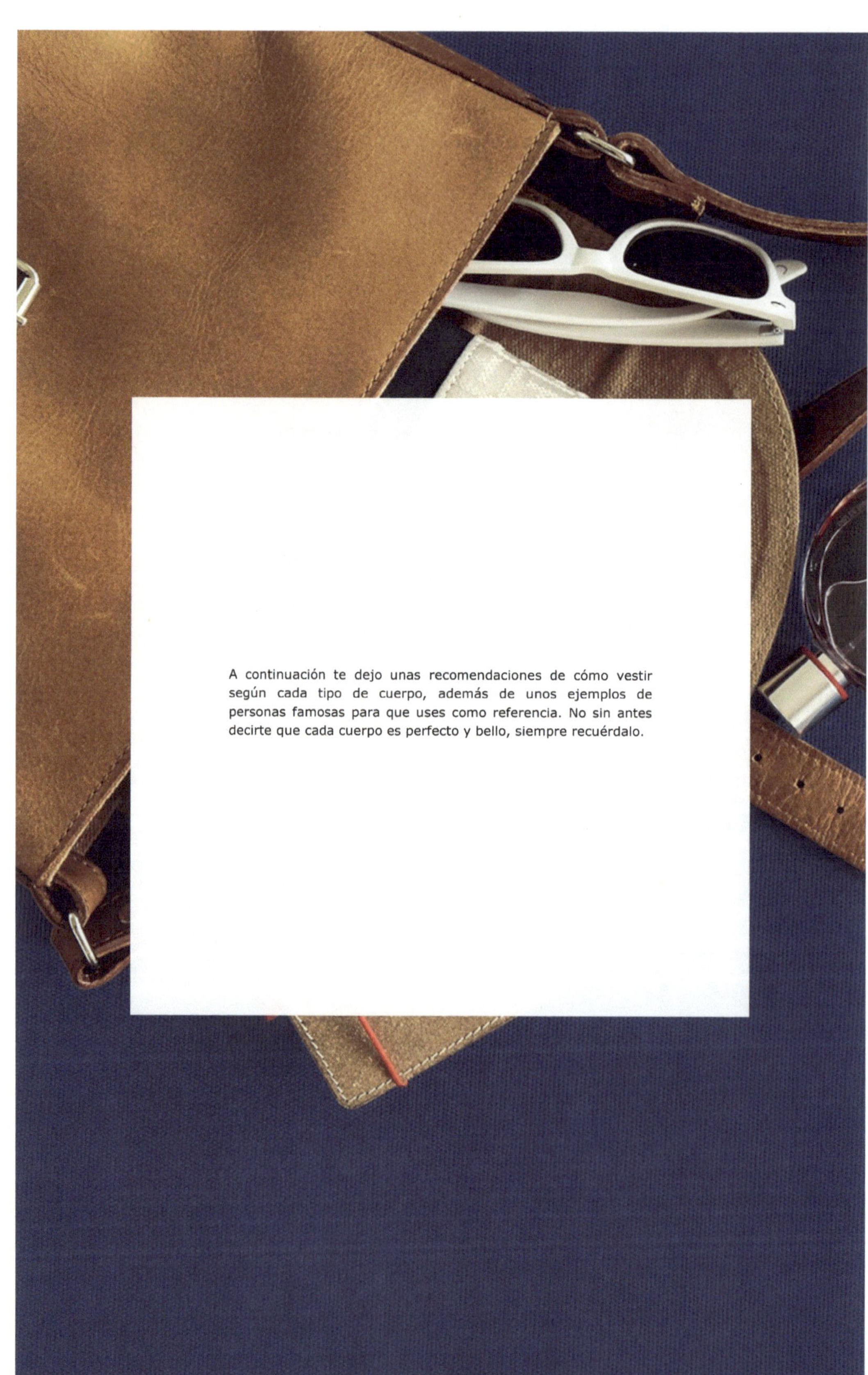

A continuación te dejo unas recomendaciones de cómo vestir según cada tipo de cuerpo, además de unos ejemplos de personas famosas para que uses como referencia. No sin antes decirte que cada cuerpo es perfecto y bello, siempre recuérdalo.

SILUETA TIPO V

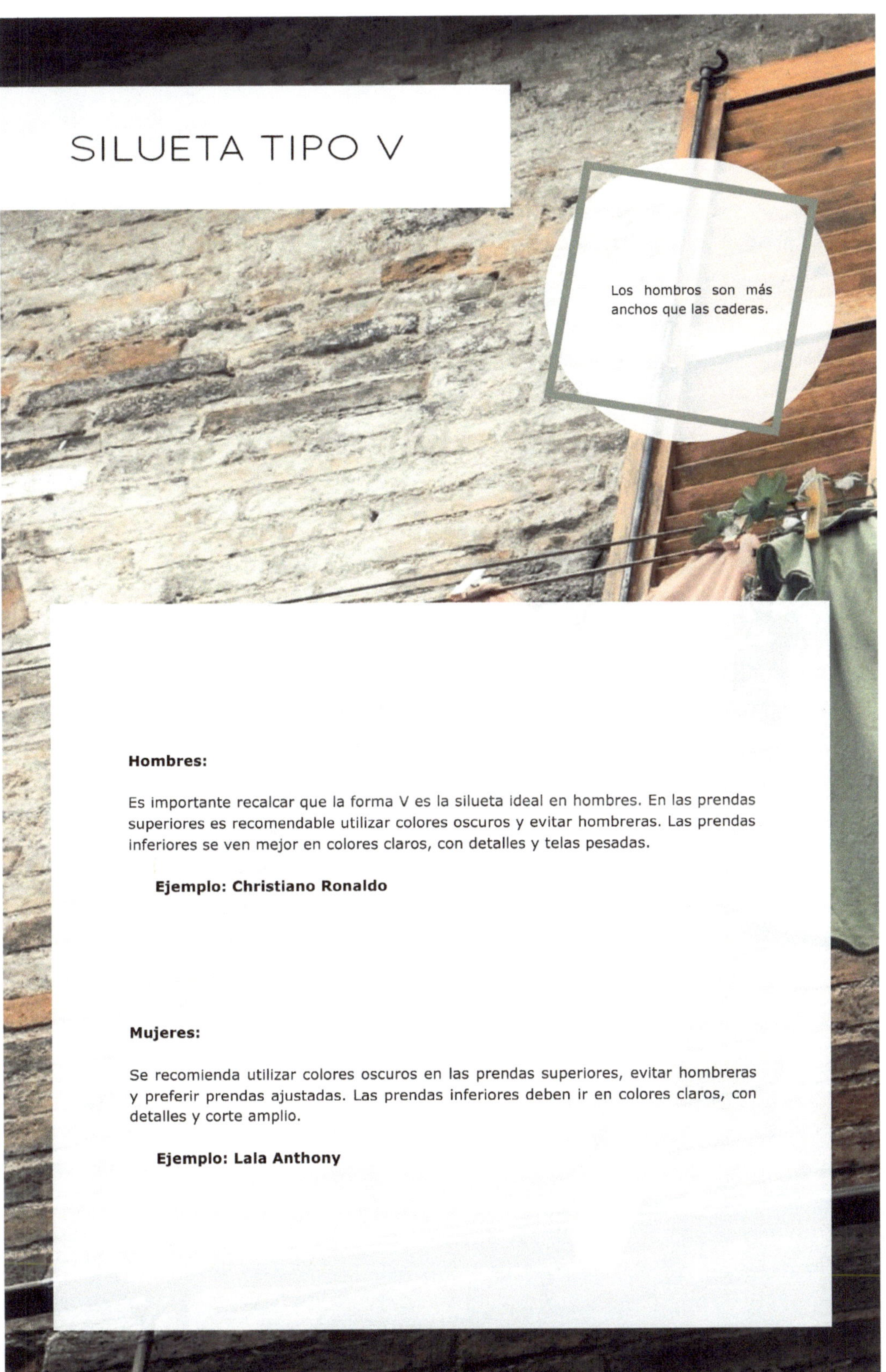

Hombres:

Es importante recalcar que la forma V es la silueta ideal en hombres. En las prendas superiores es recomendable utilizar colores oscuros y evitar hombreras. Las prendas inferiores se ven mejor en colores claros, con detalles y telas pesadas.

Ejemplo: Christiano Ronaldo

Mujeres:

Se recomienda utilizar colores oscuros en las prendas superiores, evitar hombreras y preferir prendas ajustadas. Las prendas inferiores deben ir en colores claros, con detalles y corte amplio.

Ejemplo: Lala Anthony

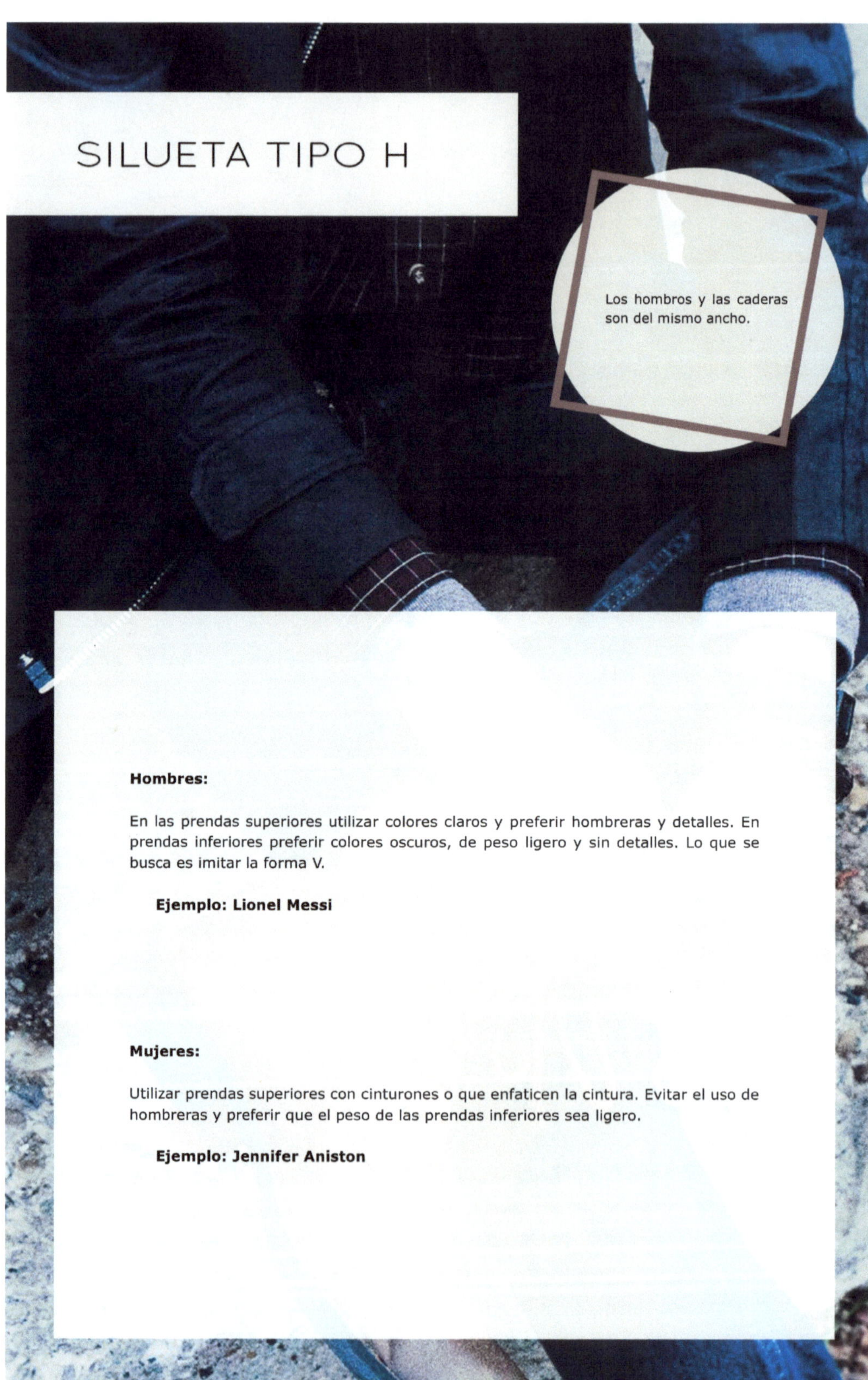

SILUETA TIPO H

Hombres:

En las prendas superiores utilizar colores claros y preferir hombreras y detalles. En prendas inferiores preferir colores oscuros, de peso ligero y sin detalles. Lo que se busca es imitar la forma V.

Ejemplo: Lionel Messi

Mujeres:

Utilizar prendas superiores con cinturones o que enfaticen la cintura. Evitar el uso de hombreras y preferir que el peso de las prendas inferiores sea ligero.

Ejemplo: Jennifer Aniston

SILUETA TIPO A

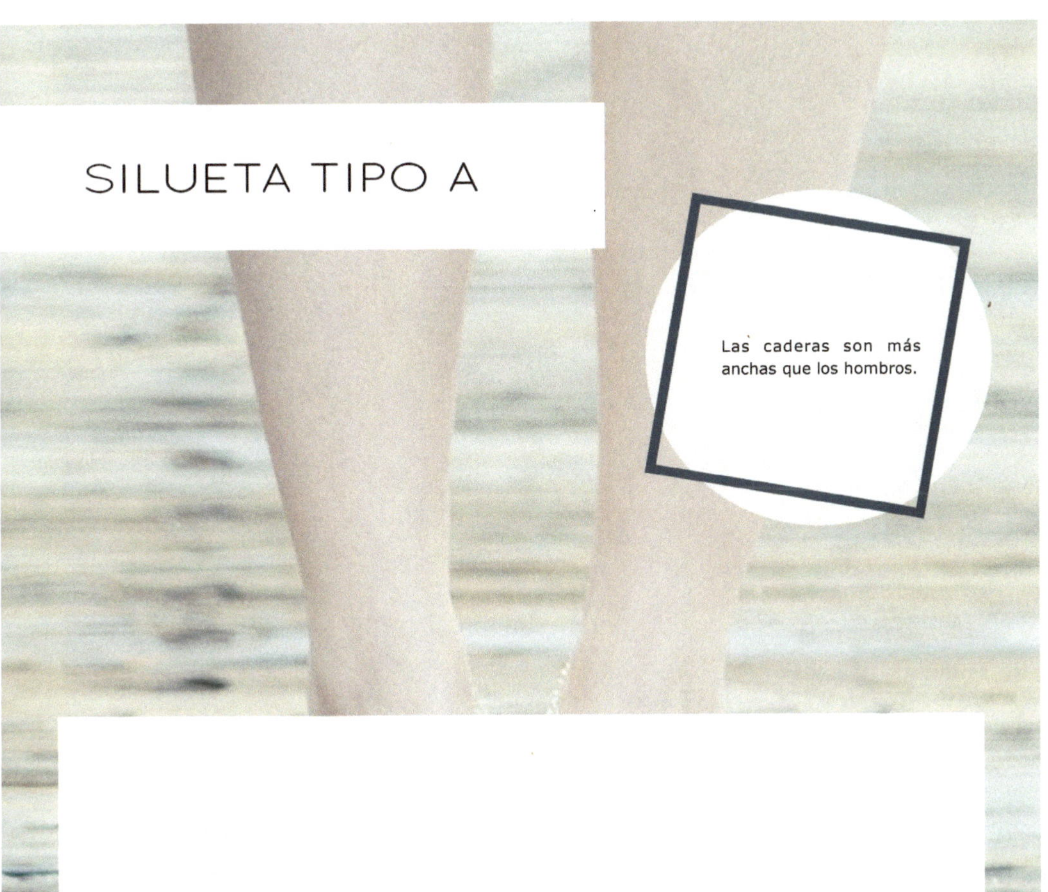

Hombres:

Las prendas superiores deberán ser de colores claros, con detalles y tejidos horizontales. Para las prendas inferiores, los colores serán claros y sin detalles.

Ejemplo: Adam Sandler

Mujeres:

Usar prendas superiores en colores claros, con detalles y telas pesadas. Para las prendas inferiores los colores serán oscuros y telas ligeras. El corte inferior deberá ser ajustado.

Ejemplo: Alicia Keys

SILUETA TIPO X

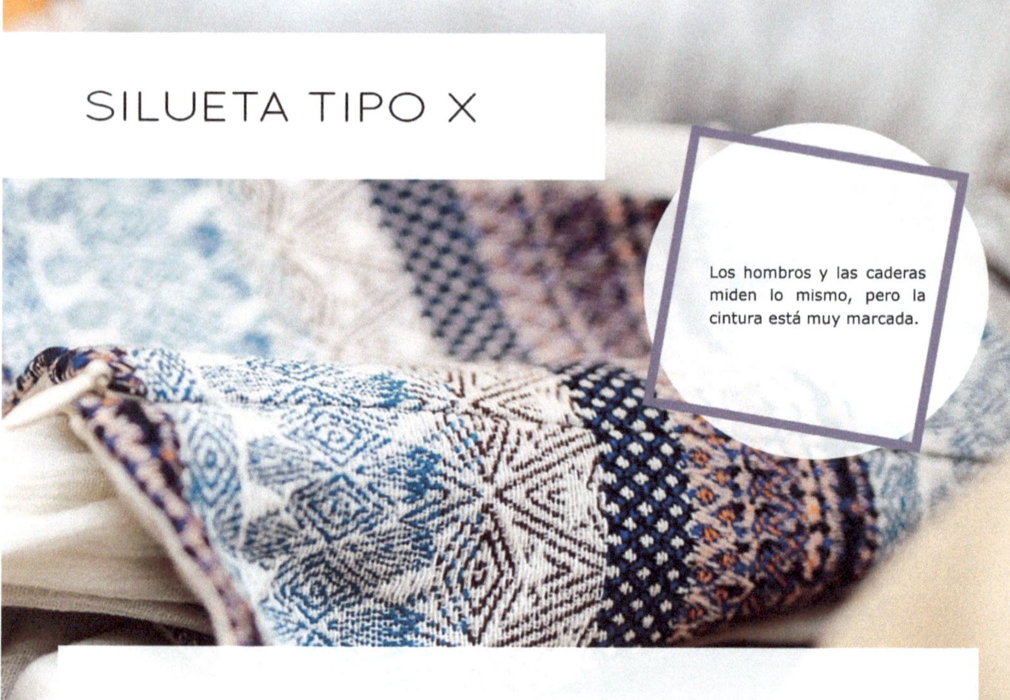

Hombres:

No existe este tipo de cuerpo en los hombres.

Mujeres:

Es el cuerpo ideal de la mujer. Se puede vestir con los ajustes que desee, simplemente se recomienda que enfatice la cintura para mantener un cuerpo armónico y balanceado. Cuando hay curvas muy marcadas en el cuerpo, se le llama silueta tipo 8; tiene las mismas características que la X, pero es más redondeada.

Ejemplo: Heidi Klum o Beyoncé

SILUETA TIPO O

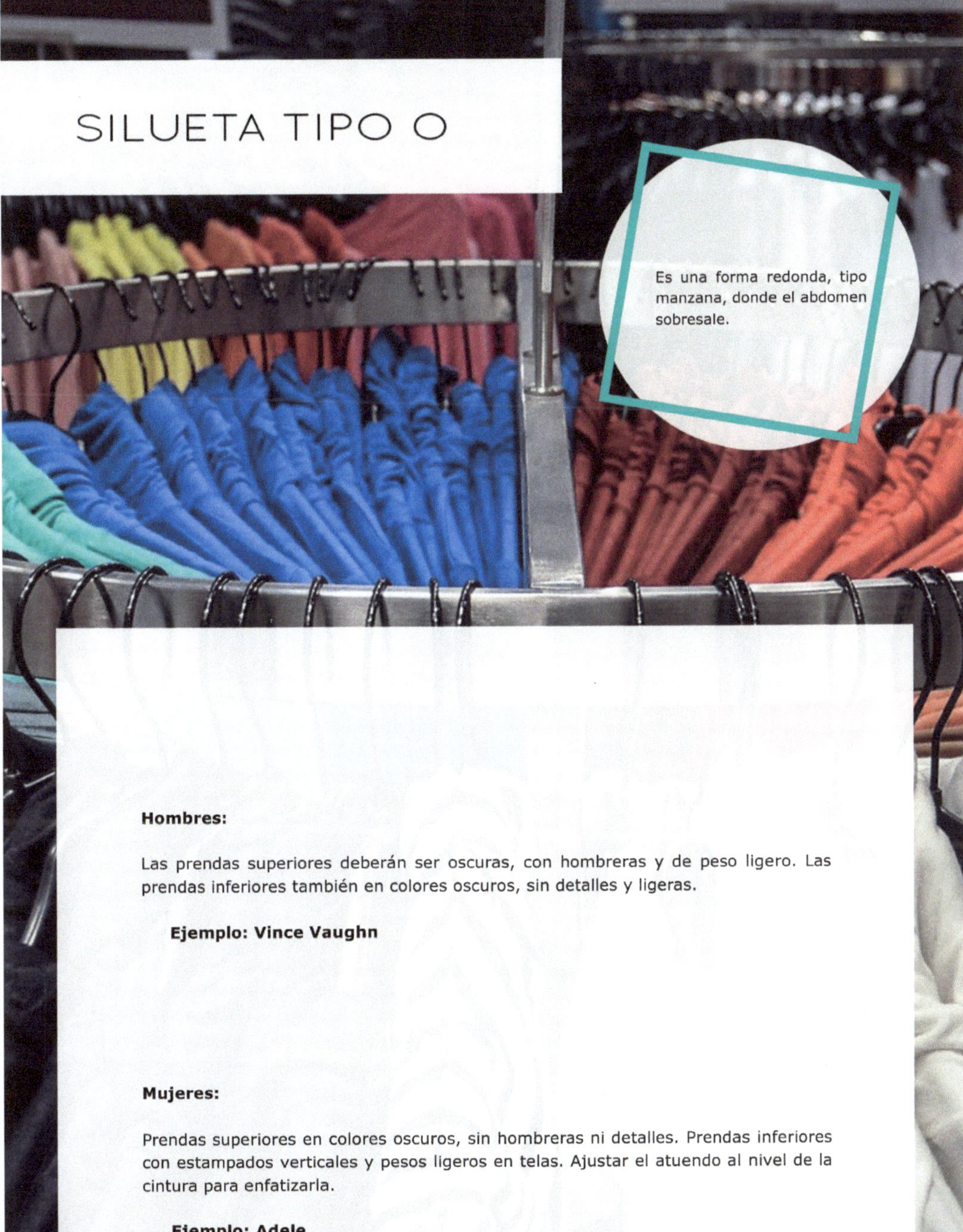

Hombres:

Las prendas superiores deberán ser oscuras, con hombreras y de peso ligero. Las prendas inferiores también en colores oscuros, sin detalles y ligeras.

Ejemplo: Vince Vaughn

Mujeres:

Prendas superiores en colores oscuros, sin hombreras ni detalles. Prendas inferiores con estampados verticales y pesos ligeros en telas. Ajustar el atuendo al nivel de la cintura para enfatizarla.

Ejemplo: Adele

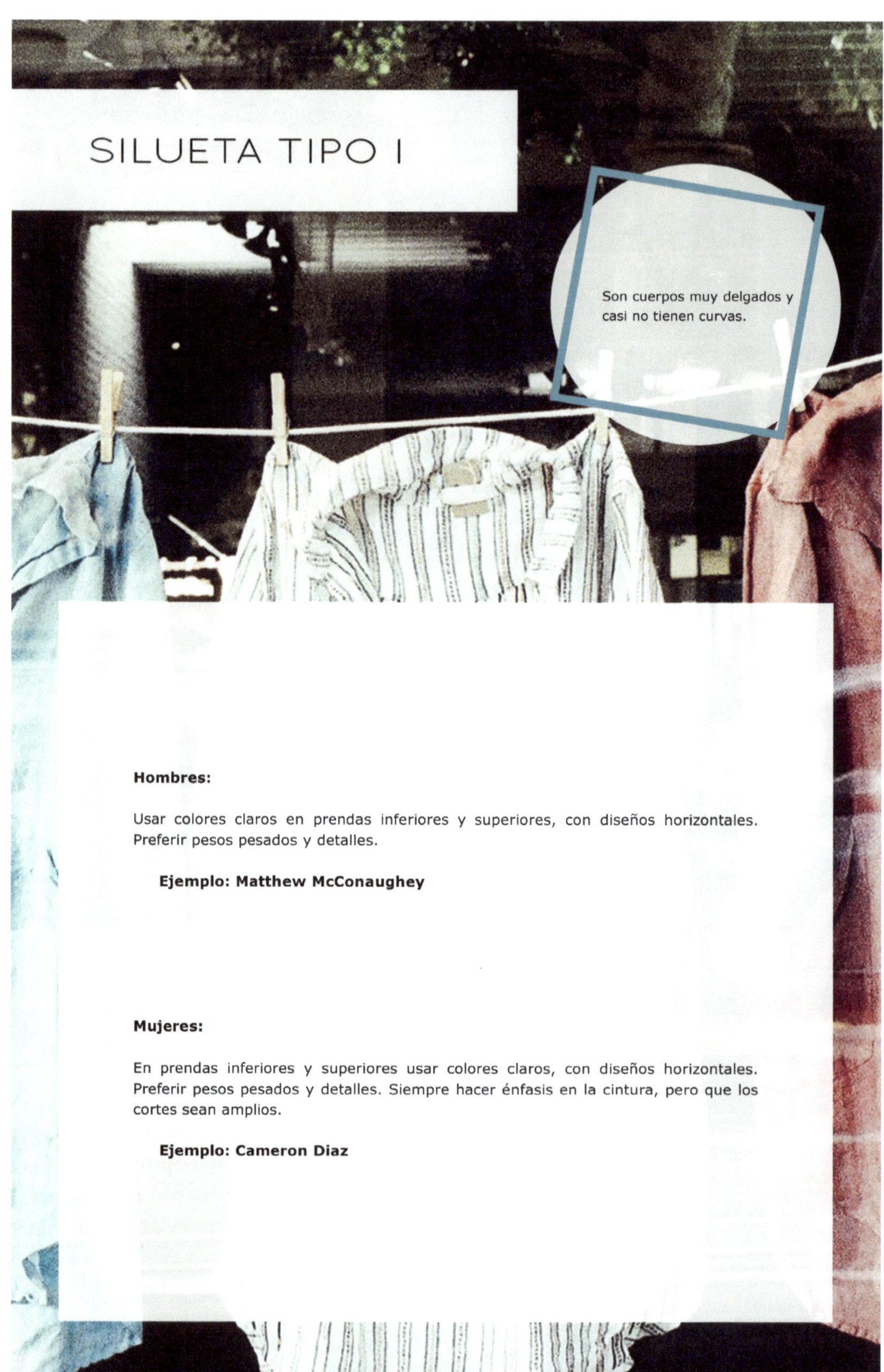

SILUETA TIPO I

Hombres:

Usar colores claros en prendas inferiores y superiores, con diseños horizontales. Preferir pesos pesados y detalles.

Ejemplo: Matthew McConaughey

Mujeres:

En prendas inferiores y superiores usar colores claros, con diseños horizontales. Preferir pesos pesados y detalles. Siempre hacer énfasis en la cintura, pero que los cortes sean amplios.

Ejemplo: Cameron Diaz

¿A LA FIESTA O A LA OFICINA?

Te despiertas a las 7 de la mañana, preparas tu desayuno, te bañas, te vistes y sales perfect@ a conquistar el día.

La mañana es soleada y calurosa, todo va de maravilla con tu outfit, pues llevas puestos unos pantalones cortos y una playera de manga corta. Pero por la tarde el clima cambia radicalmente y comienza a llover. Tu outfit de la mañana ya no es el ideal, pues te da frío, sales y la lluvia te empapa. Ya no te sientes nada bien con tu atuendo.

¿Se te hace conocida esta historia?

O quizás te identificas más con el siguiente escenario.

Según tú te vestiste perfecto para el bautizo de tu primo, pues crees que será en un salón, cerrado y muy elegante. Así que decidiste ponerte un vestido con tacones de aguja, pues te verás muy elegante y de acuerdo con la ocasión. Pero al llegar al evento te das cuenta de que la locación es todo lo contrario a lo que tú pensabas, pues es en un jardín al aire libre.

Tu outfit de diez, ya quedó reprobado. Los tacones se entierran en el pasto, ya estás sudada por el calor que hace; y por si fuera poco, ya traes la cara roja por el sol.

¿Te ha pasado esto o conoces a alguien que le hay pasado?

Seguramente estos escenarios son familiares, pues las personas no están acostumbradas a revisar aspectos importantes para ir siempre bien vestidos a los eventos. Pero no te preocupes que a continuación veremos lo que debes de hacer antes de asistir a un evento para verte siempre de diez.

REGLAS ANTES DE SALIR DE TU CASA

1

Revisa el clima. Asegúrate de saber si hará frío, calor, si lloverá, etc.

2

Confirma la hora del evento. Es muy diferente vestirte para un evento que sea durante el día que para uno que sea por la noche.

3

Revisa la locación del evento. Si será en jardín, en salón, en una iglesia, en la playa, etc. No es lo mismo vestirte para ir a la iglesia que para ir a la playa.

Para lucir siempre bien y con coherencia debes de seguir las tres reglas que acabamos de mencionar y producirte según tu estilo.

A continuación te voy a dar unos ejemplos de códigos de vestimenta, para que sepas cómo deberías ir vestid@ a diferentes eventos.

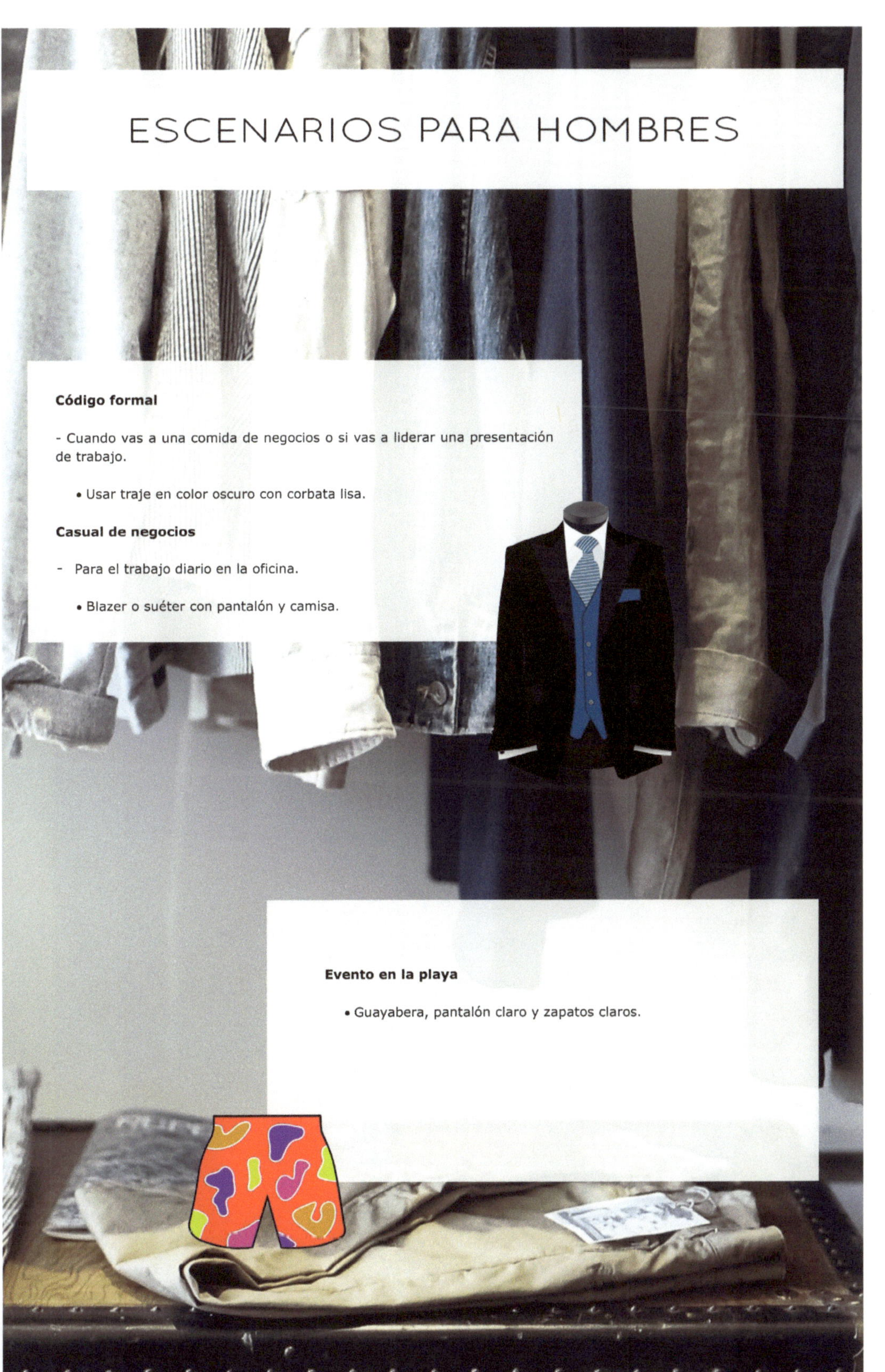

ESCENARIOS PARA HOMBRES

Código formal

- Cuando vas a una comida de negocios o si vas a liderar una presentación de trabajo.

• Usar traje en color oscuro con corbata lisa.

Casual de negocios

- Para el trabajo diario en la oficina.

• Blazer o suéter con pantalón y camisa.

Evento en la playa

• Guayabera, pantalón claro y zapatos claros.

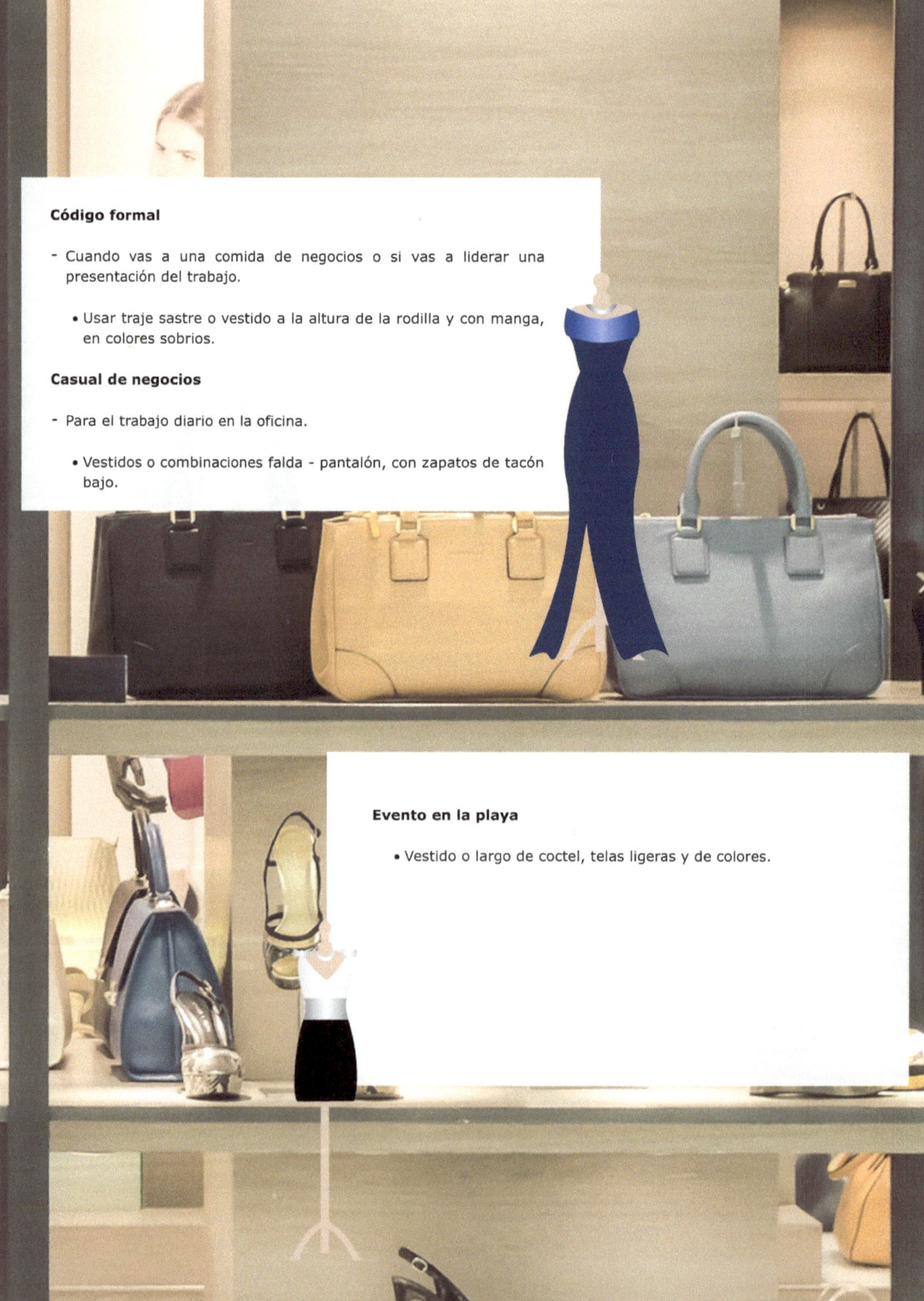

Código formal

- Cuando vas a una comida de negocios o si vas a liderar una presentación del trabajo.

  • Usar traje sastre o vestido a la altura de la rodilla y con manga, en colores sobrios.

Casual de negocios

- Para el trabajo diario en la oficina.

  • Vestidos o combinaciones falda - pantalón, con zapatos de tacón bajo.

Evento en la playa

  • Vestido o largo de coctel, telas ligeras y de colores.

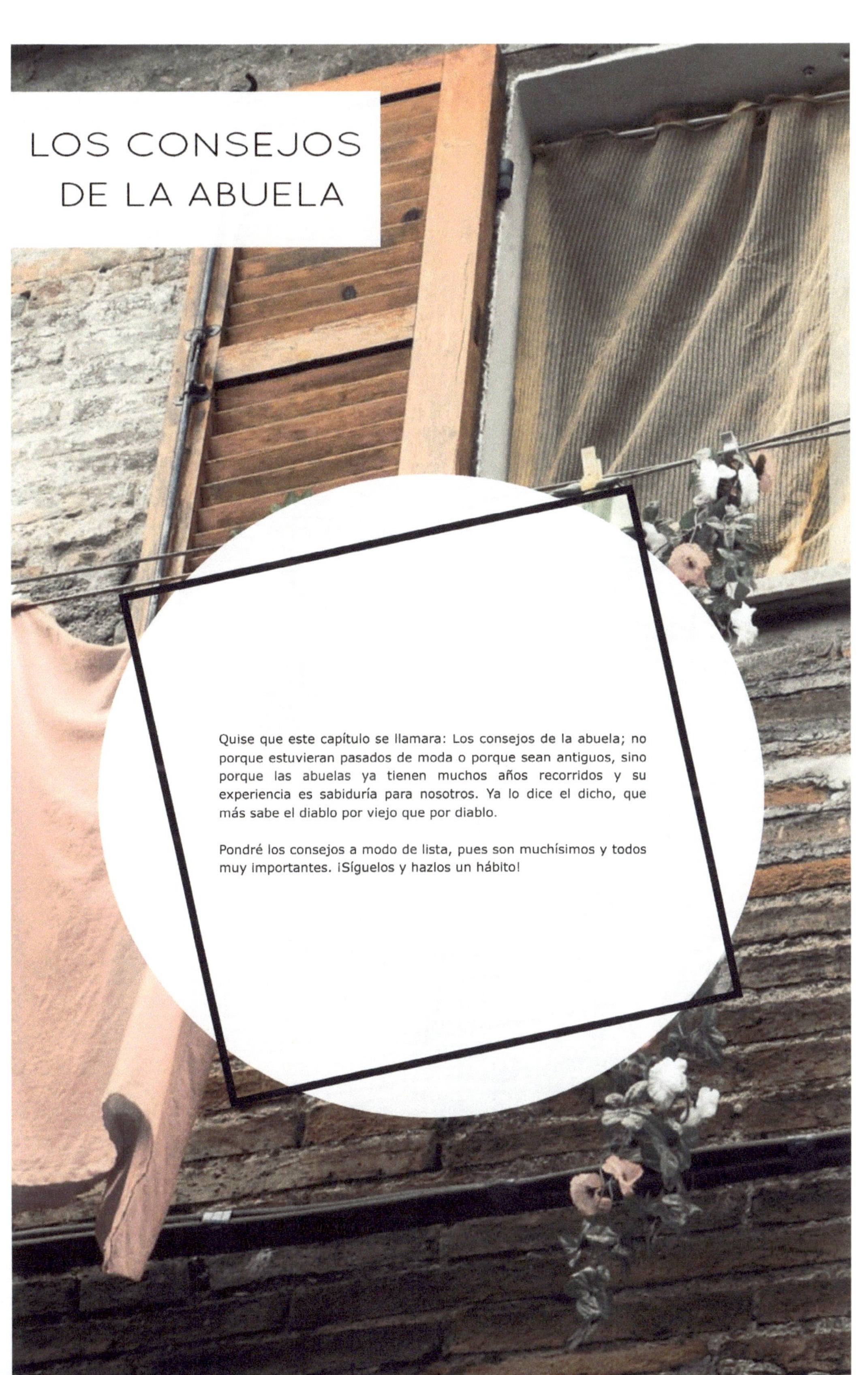

Quise que este capítulo se llamara: Los consejos de la abuela; no porque estuvieran pasados de moda o porque sean antiguos, sino porque las abuelas ya tienen muchos años recorridos y su experiencia es sabiduría para nosotros. Ya lo dice el dicho, que más sabe el diablo por viejo que por diablo.

Pondré los consejos a modo de lista, pues son muchísimos y todos muy importantes. ¡Síguelos y hazlos un hábito!

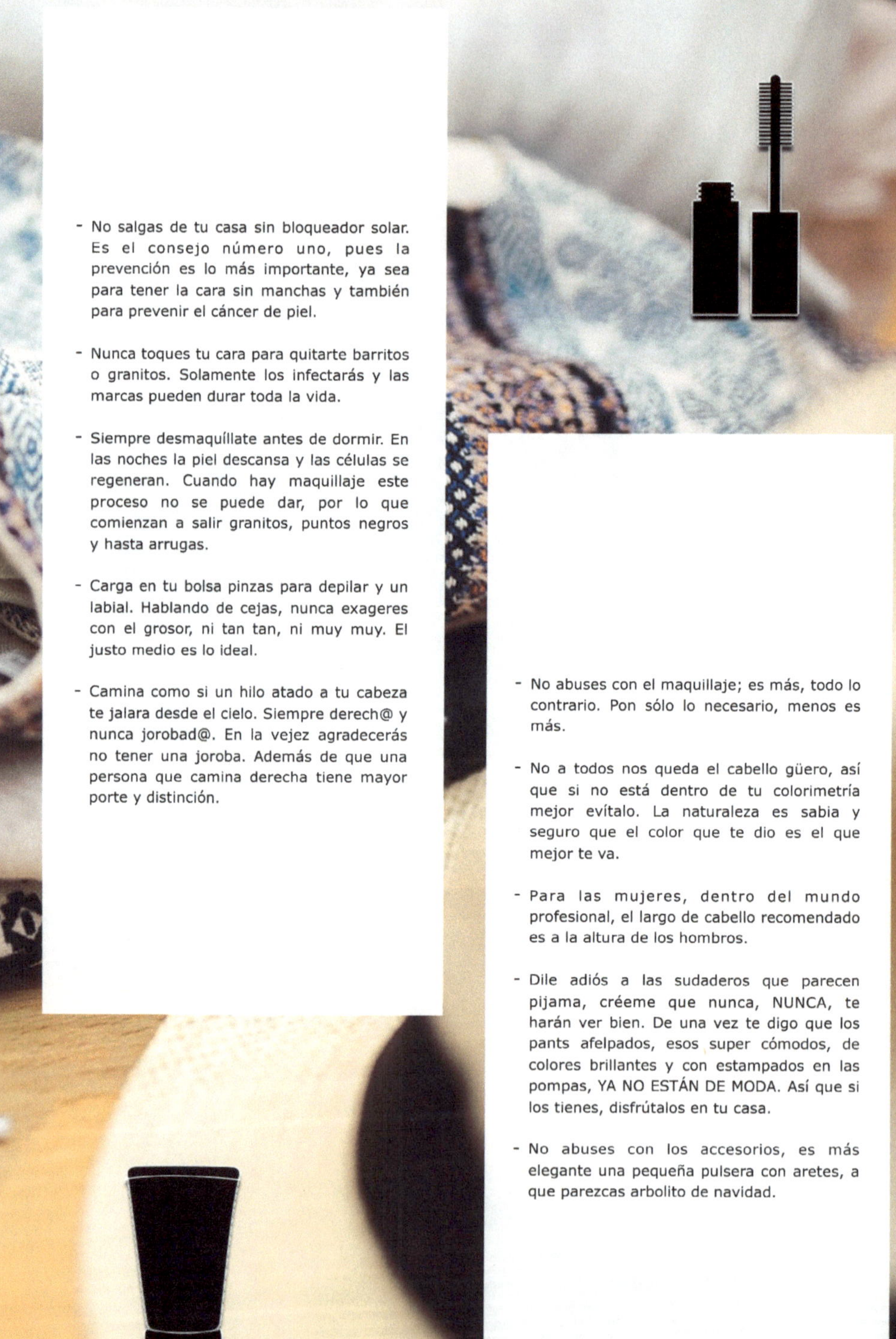

- No salgas de tu casa sin bloqueador solar. Es el consejo número uno, pues la prevención es lo más importante, ya sea para tener la cara sin manchas y también para prevenir el cáncer de piel.

- Nunca toques tu cara para quitarte barritos o granitos. Solamente los infectarás y las marcas pueden durar toda la vida.

- Siempre desmaquíllate antes de dormir. En las noches la piel descansa y las células se regeneran. Cuando hay maquillaje este proceso no se puede dar, por lo que comienzan a salir granitos, puntos negros y hasta arrugas.

- Carga en tu bolsa pinzas para depilar y un labial. Hablando de cejas, nunca exageres con el grosor, ni tan tan, ni muy muy. El justo medio es lo ideal.

- Camina como si un hilo atado a tu cabeza te jalara desde el cielo. Siempre derech@ y nunca jorobad@. En la vejez agradecerás no tener una joroba. Además de que una persona que camina derecha tiene mayor porte y distinción.

- No abuses con el maquillaje; es más, todo lo contrario. Pon sólo lo necesario, menos es más.

- No a todos nos queda el cabello güero, así que si no está dentro de tu colorimetría mejor evítalo. La naturaleza es sabia y seguro que el color que te dio es el que mejor te va.

- Para las mujeres, dentro del mundo profesional, el largo de cabello recomendado es a la altura de los hombros.

- Dile adiós a las sudaderos que parecen pijama, créeme que nunca, NUNCA, te harán ver bien. De una vez te digo que los pants afelpados, esos super cómodos, de colores brillantes y con estampados en las pompas, YA NO ESTÁN DE MODA. Así que si los tienes, disfrútalos en tu casa.

- No abuses con los accesorios, es más elegante una pequeña pulsera con aretes, a que parezcas arbolito de navidad.

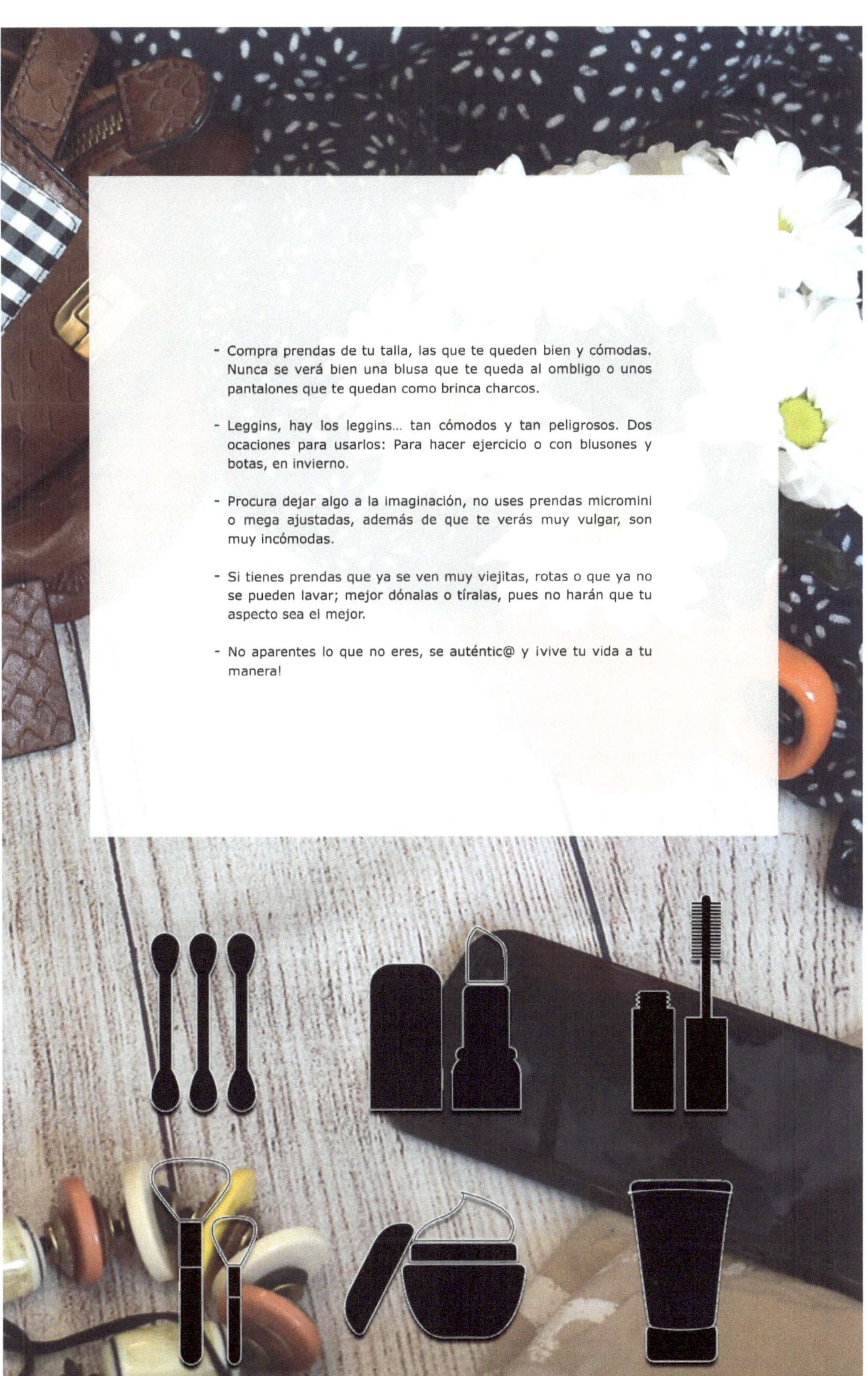

- Compra prendas de tu talla, las que te queden bien y cómodas. Nunca se verá bien una blusa que te queda al ombligo o unos pantalones que te quedan como brinca charcos.

- Leggins, hay los leggins… tan cómodos y tan peligrosos. Dos ocaciones para usarlos: Para hacer ejercicio o con blusones y botas, en invierno.

- Procura dejar algo a la imaginación, no uses prendas micromini o mega ajustadas, además de que te verás muy vulgar, son muy incómodas.

- Si tienes prendas que ya se ven muy viejitas, rotas o que ya no se pueden lavar; mejor dónalas o tíralas, pues no harán que tu aspecto sea el mejor.

- No aparentes lo que no eres, se auténtic@ y ¡vive tu vida a tu manera!

¿Sabías que un hábito se hace en 21 días? Existen muchos métodos para logarlo. Pero el que yo te recomiendo es el que me ha funcionado, así que aquí abajo te lo comparto.

		1	2	3	4	5
6	7	8	9	10	11	12
13	14	15	16	17	18	19
20	21	22	23	24	25	26
27	28	29	30	31		

Toma un calendario y marca los 21 días con el hábito que te estés proponiendo. Cada día ve tachándolo del color que más te guste; al final ya se te hará cada vez más fácil realizar la tarea que te propusiste. ¡Anímate!

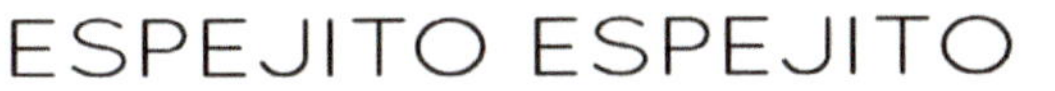

ESPEJITO ESPEJITO

Ya llevamos un muy buen camino recorrido, conocimos nuestro tipo de cuerpo, recomendaciones de vestuarios, códigos de vestimenta, etc. Ahora llegó el momento de descubrir qué tipo de cara tenemos o mejor dicho nuestra caramorfología.

Es aconsejable conocer nuestro tipo de cara para poder resaltar nuestros rasgos positivos y minimizar los negativos, con la finalidad de lograr un rostro armónico.

Existen muchos tipos de rostro, al igual que con los cuerpos; pero para facilitar el proceso, se clasifican en cinco.

1. **Ovalado**
2. **Redondo**
3. **Cuadrado**
4. **Corazón**
5. **Rectángulo**

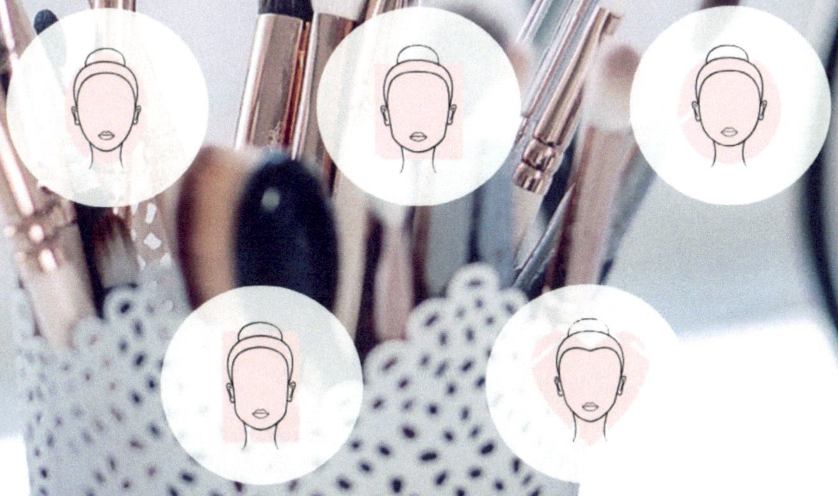

TIPO DE ROSTRO

Pega aquí la foto de tu cara

ROSTRO OVALADO

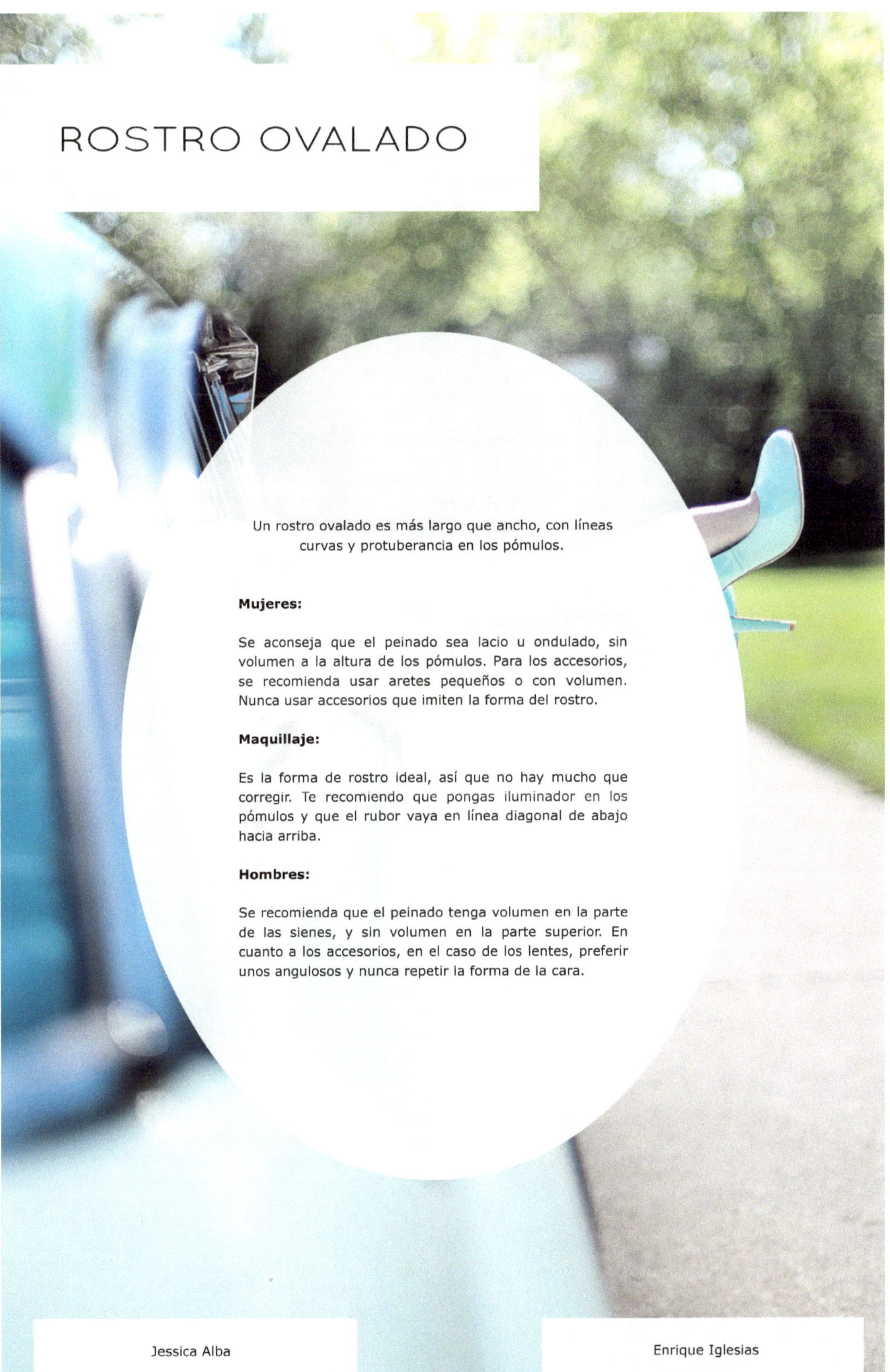

Un rostro ovalado es más largo que ancho, con líneas curvas y protuberancia en los pómulos.

Mujeres:

Se aconseja que el peinado sea lacio u ondulado, sin volumen a la altura de los pómulos. Para los accesorios, se recomienda usar aretes pequeños o con volumen. Nunca usar accesorios que imiten la forma del rostro.

Maquillaje:

Es la forma de rostro ideal, así que no hay mucho que corregir. Te recomiendo que pongas iluminador en los pómulos y que el rubor vaya en línea diagonal de abajo hacia arriba.

Hombres:

Se recomienda que el peinado tenga volumen en la parte de las sienes, y sin volumen en la parte superior. En cuanto a los accesorios, en el caso de los lentes, preferir unos angulosos y nunca repetir la forma de la cara.

Jessica Alba

Enrique Iglesias

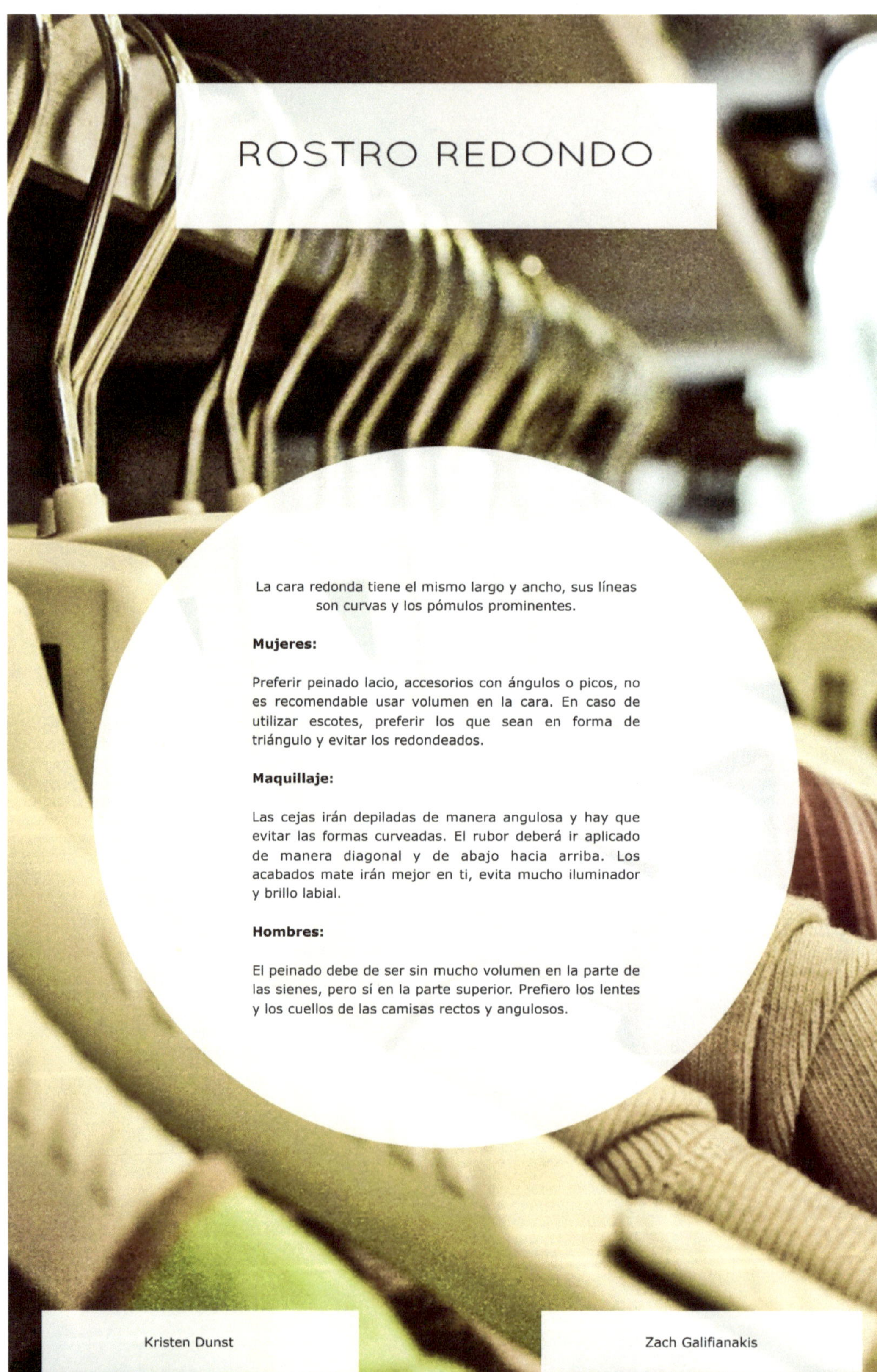

ROSTRO REDONDO

La cara redonda tiene el mismo largo y ancho, sus líneas son curvas y los pómulos prominentes.

Mujeres:

Preferir peinado lacio, accesorios con ángulos o picos, no es recomendable usar volumen en la cara. En caso de utilizar escotes, preferir los que sean en forma de triángulo y evitar los redondeados.

Maquillaje:

Las cejas irán depiladas de manera angulosa y hay que evitar las formas curveadas. El rubor deberá ir aplicado de manera diagonal y de abajo hacia arriba. Los acabados mate irán mejor en ti, evita mucho iluminador y brillo labial.

Hombres:

El peinado debe de ser sin mucho volumen en la parte de las sienes, pero sí en la parte superior. Prefiero los lentes y los cuellos de las camisas rectos y angulosos.

Kristen Dunst

Zach Galifianakis

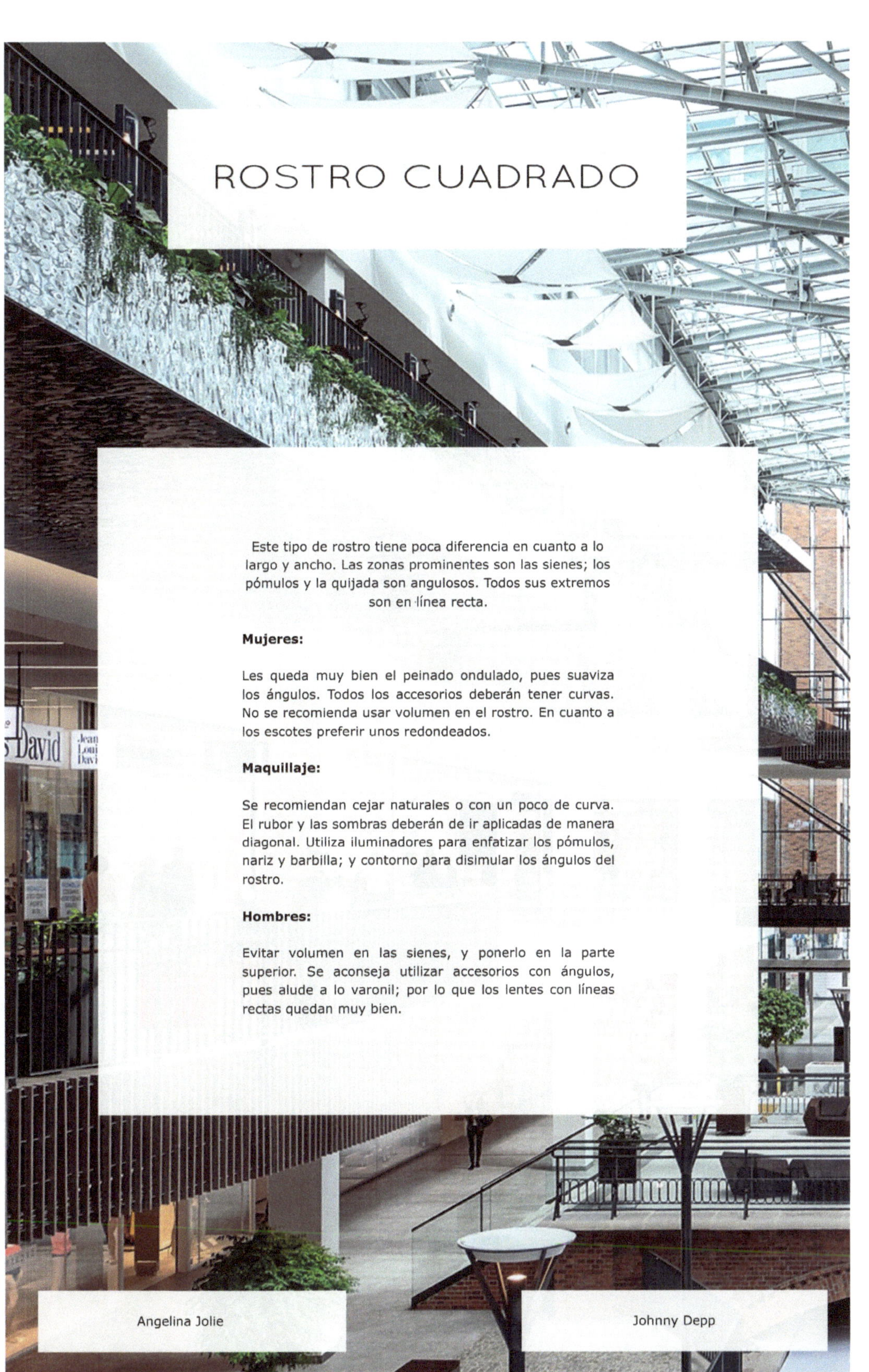

ROSTRO CUADRADO

Este tipo de rostro tiene poca diferencia en cuanto a lo largo y ancho. Las zonas prominentes son las sienes; los pómulos y la quijada son angulosos. Todos sus extremos son en línea recta.

Mujeres:

Les queda muy bien el peinado ondulado, pues suaviza los ángulos. Todos los accesorios deberán tener curvas. No se recomienda usar volumen en el rostro. En cuanto a los escotes preferir unos redondeados.

Maquillaje:

Se recomiendan cejar naturales o con un poco de curva. El rubor y las sombras deberán de ir aplicadas de manera diagonal. Utiliza iluminadores para enfatizar los pómulos, nariz y barbilla; y contorno para disimular los ángulos del rostro.

Hombres:

Evitar volumen en las sienes, y ponerlo en la parte superior. Se aconseja utilizar accesorios con ángulos, pues alude a lo varonil; por lo que los lentes con líneas rectas quedan muy bien.

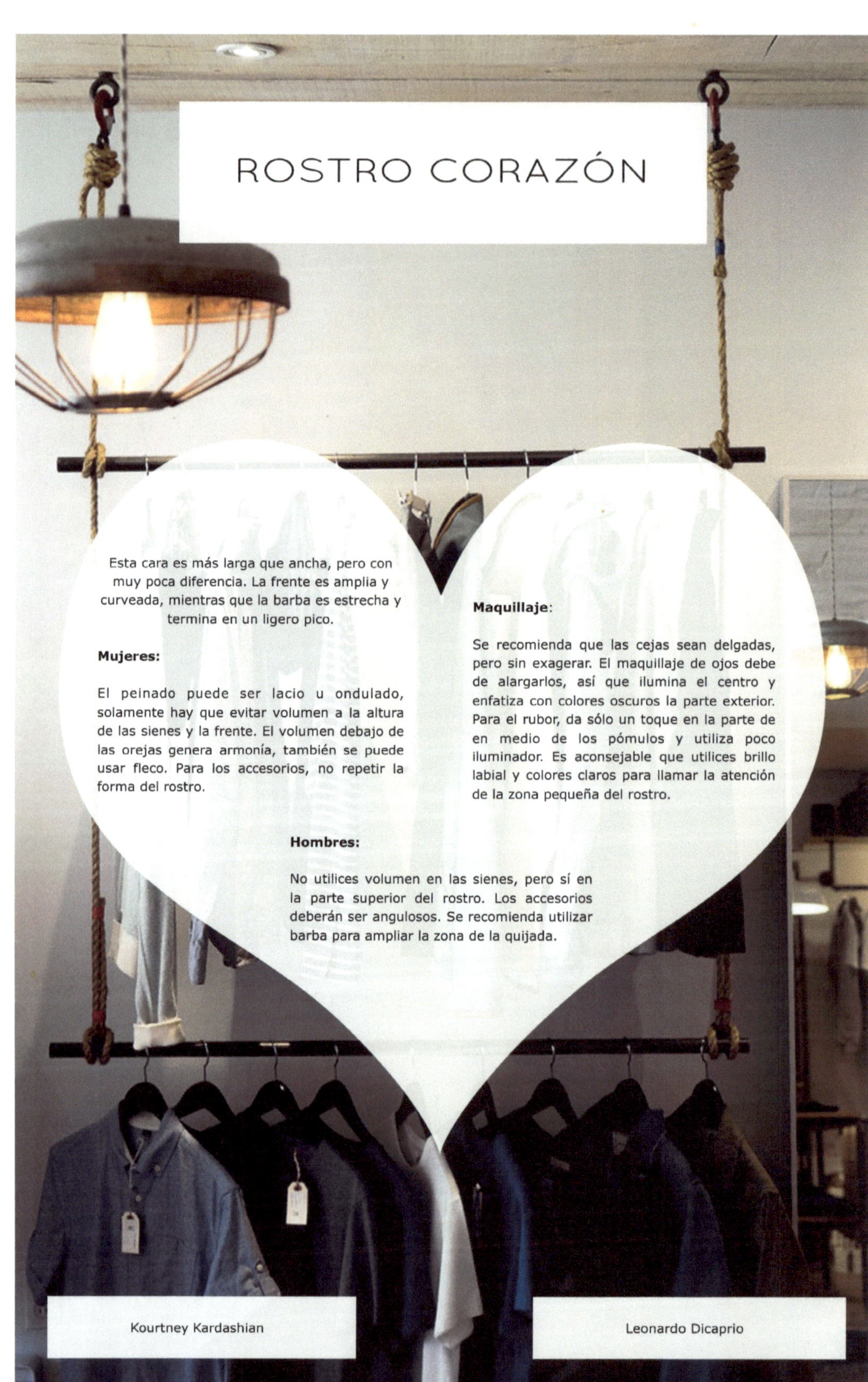

ROSTRO CORAZÓN

Esta cara es más larga que ancha, pero con muy poca diferencia. La frente es amplia y curveada, mientras que la barba es estrecha y termina en un ligero pico.

Mujeres:

El peinado puede ser lacio u ondulado, solamente hay que evitar volumen a la altura de las sienes y la frente. El volumen debajo de las orejas genera armonía, también se puede usar fleco. Para los accesorios, no repetir la forma del rostro.

Hombres:

No utilices volumen en las sienes, pero sí en la parte superior del rostro. Los accesorios deberán ser angulosos. Se recomienda utilizar barba para ampliar la zona de la quijada.

Maquillaje:

Se recomienda que las cejas sean delgadas, pero sin exagerar. El maquillaje de ojos debe de alargarlos, así que ilumina el centro y enfatiza con colores oscuros la parte exterior. Para el rubor, da sólo un toque en la parte de en medio de los pómulos y utiliza poco iluminador. Es aconsejable que utilices brillo labial y colores claros para llamar la atención de la zona pequeña del rostro.

Kourtney Kardashian

Leonardo Dicaprio

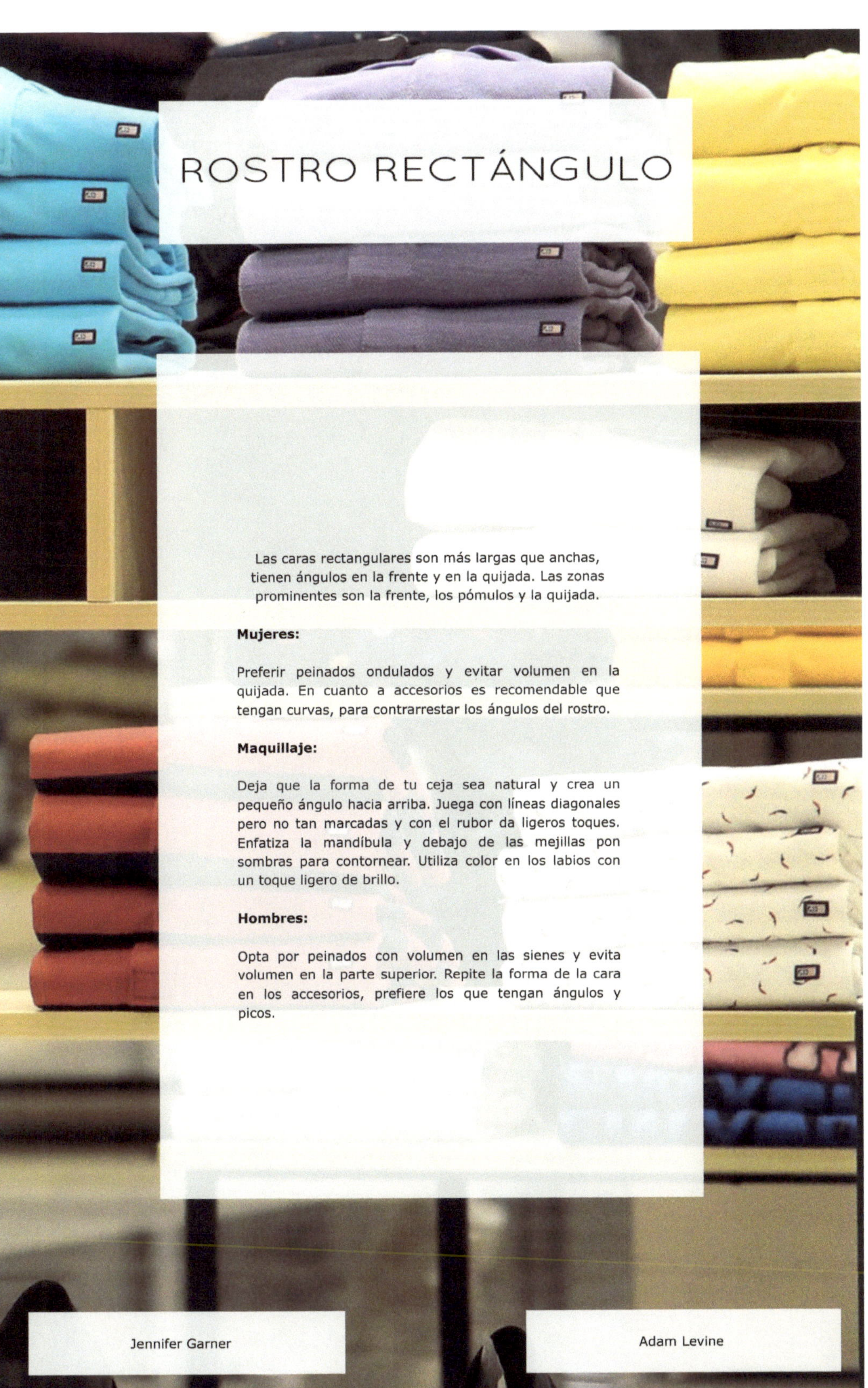

ROSTRO RECTÁNGULO

Las caras rectangulares son más largas que anchas, tienen ángulos en la frente y en la quijada. Las zonas prominentes son la frente, los pómulos y la quijada.

Mujeres:

Preferir peinados ondulados y evitar volumen en la quijada. En cuanto a accesorios es recomendable que tengan curvas, para contrarrestar los ángulos del rostro.

Maquillaje:

Deja que la forma de tu ceja sea natural y crea un pequeño ángulo hacia arriba. Juega con líneas diagonales pero no tan marcadas y con el rubor da ligeros toques. Enfatiza la mandíbula y debajo de las mejillas pon sombras para contornear. Utiliza color en los labios con un toque ligero de brillo.

Hombres:

Opta por peinados con volumen en las sienes y evita volumen en la parte superior. Repite la forma de la cara en los accesorios, prefiere los que tengan ángulos y picos.

Jennifer Garner

Adam Levine

BIENESTAR Y SALUD

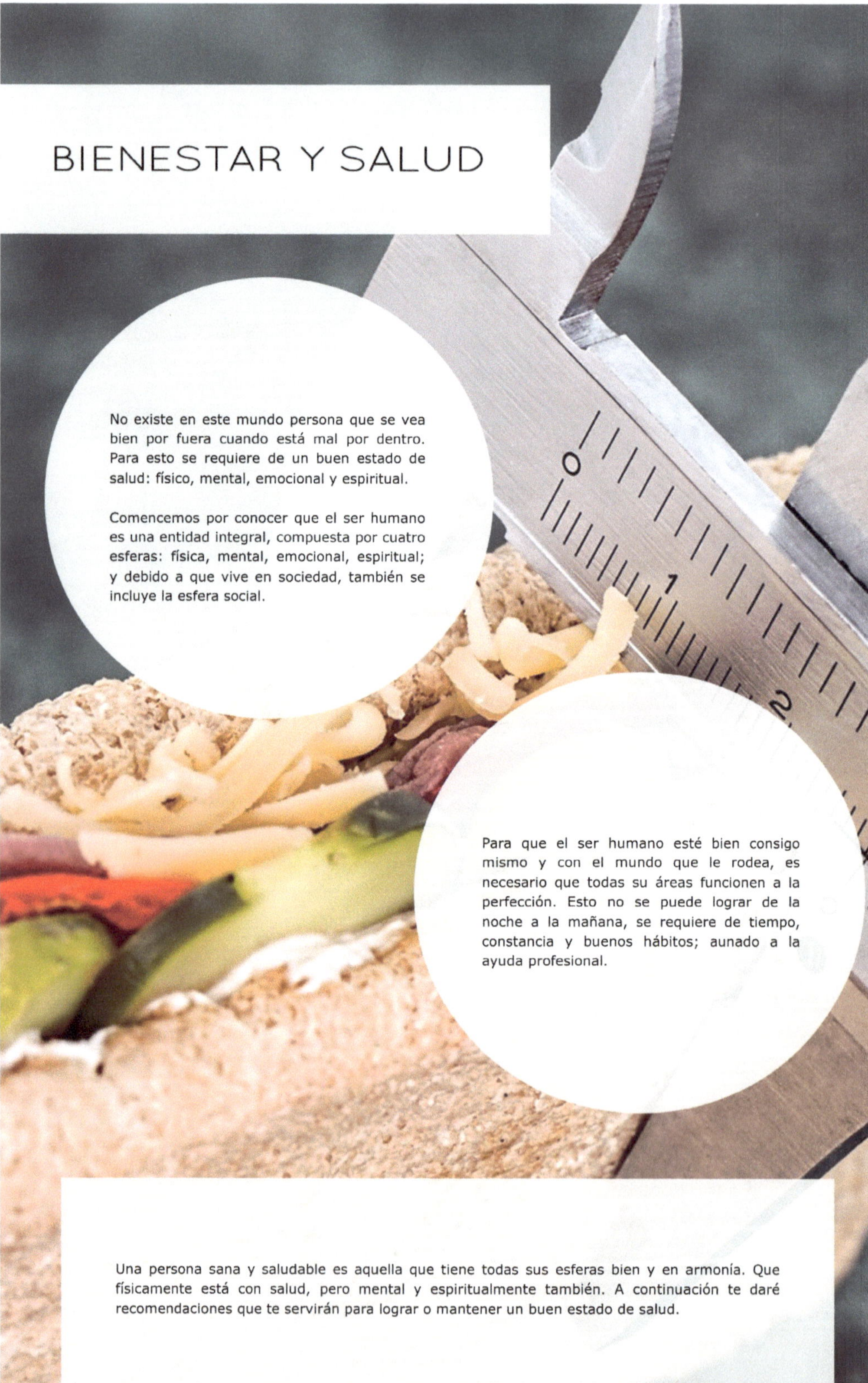

No existe en este mundo persona que se vea bien por fuera cuando está mal por dentro. Para esto se requiere de un buen estado de salud: físico, mental, emocional y espiritual.

Comencemos por conocer que el ser humano es una entidad integral, compuesta por cuatro esferas: física, mental, emocional, espiritual; y debido a que vive en sociedad, también se incluye la esfera social.

Para que el ser humano esté bien consigo mismo y con el mundo que le rodea, es necesario que todas su áreas funcionen a la perfección. Esto no se puede lograr de la noche a la mañana, se requiere de tiempo, constancia y buenos hábitos; aunado a la ayuda profesional.

Una persona sana y saludable es aquella que tiene todas sus esferas bien y en armonía. Que físicamente está con salud, pero mental y espiritualmente también. A continuación te daré recomendaciones que te servirán para lograr o mantener un buen estado de salud.

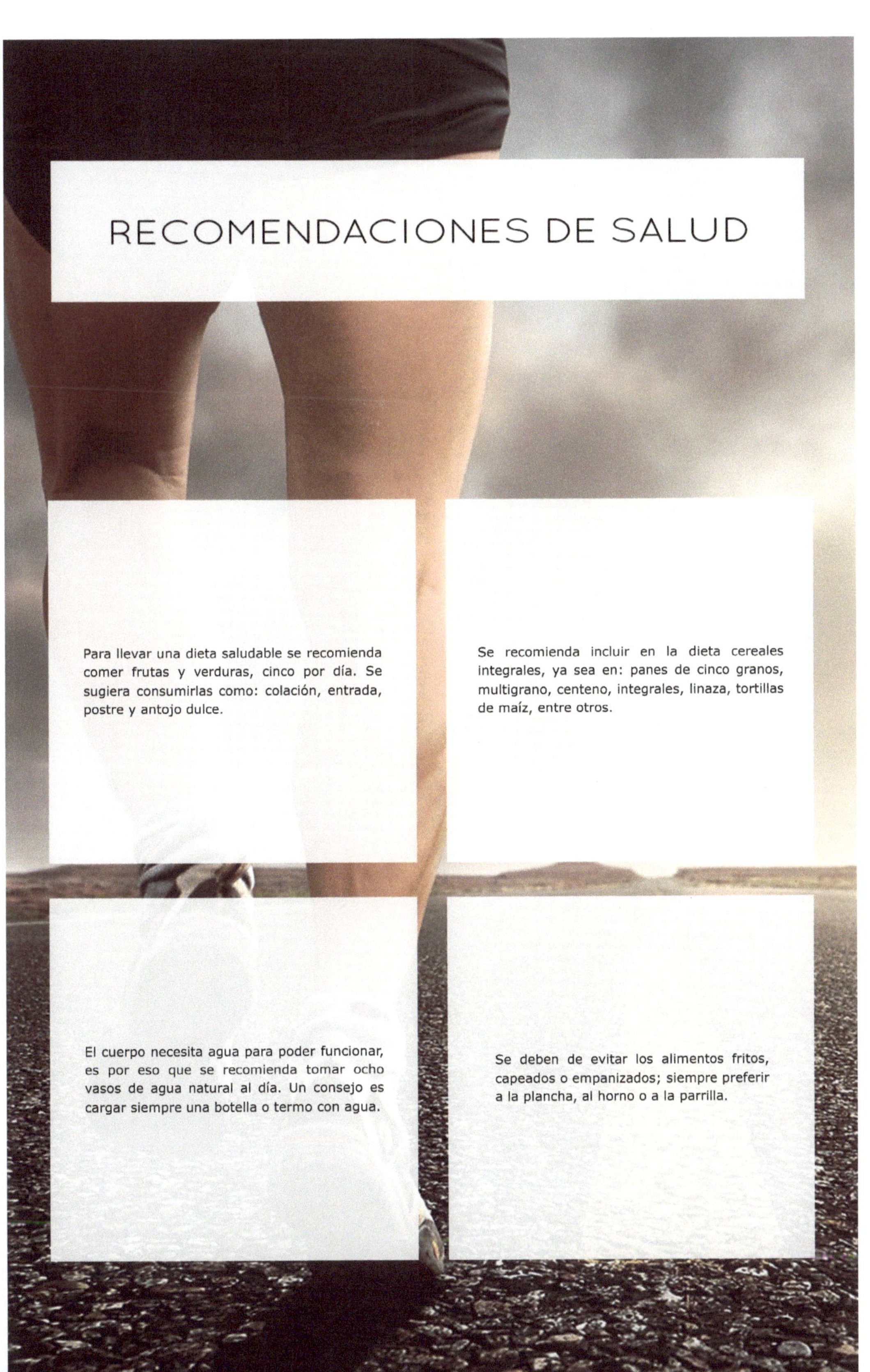

RECOMENDACIONES DE SALUD

Para llevar una dieta saludable se recomienda comer frutas y verduras, cinco por día. Se sugiera consumirlas como: colación, entrada, postre y antojo dulce.

Se recomienda incluir en la dieta cereales integrales, ya sea en: panes de cinco granos, multigrano, centeno, integrales, linaza, tortillas de maíz, entre otros.

El cuerpo necesita agua para poder funcionar, es por eso que se recomienda tomar ocho vasos de agua natural al día. Un consejo es cargar siempre una botella o termo con agua.

Se deben de evitar los alimentos fritos, capeados o empanizados; siempre preferir a la plancha, al horno o a la parrilla.

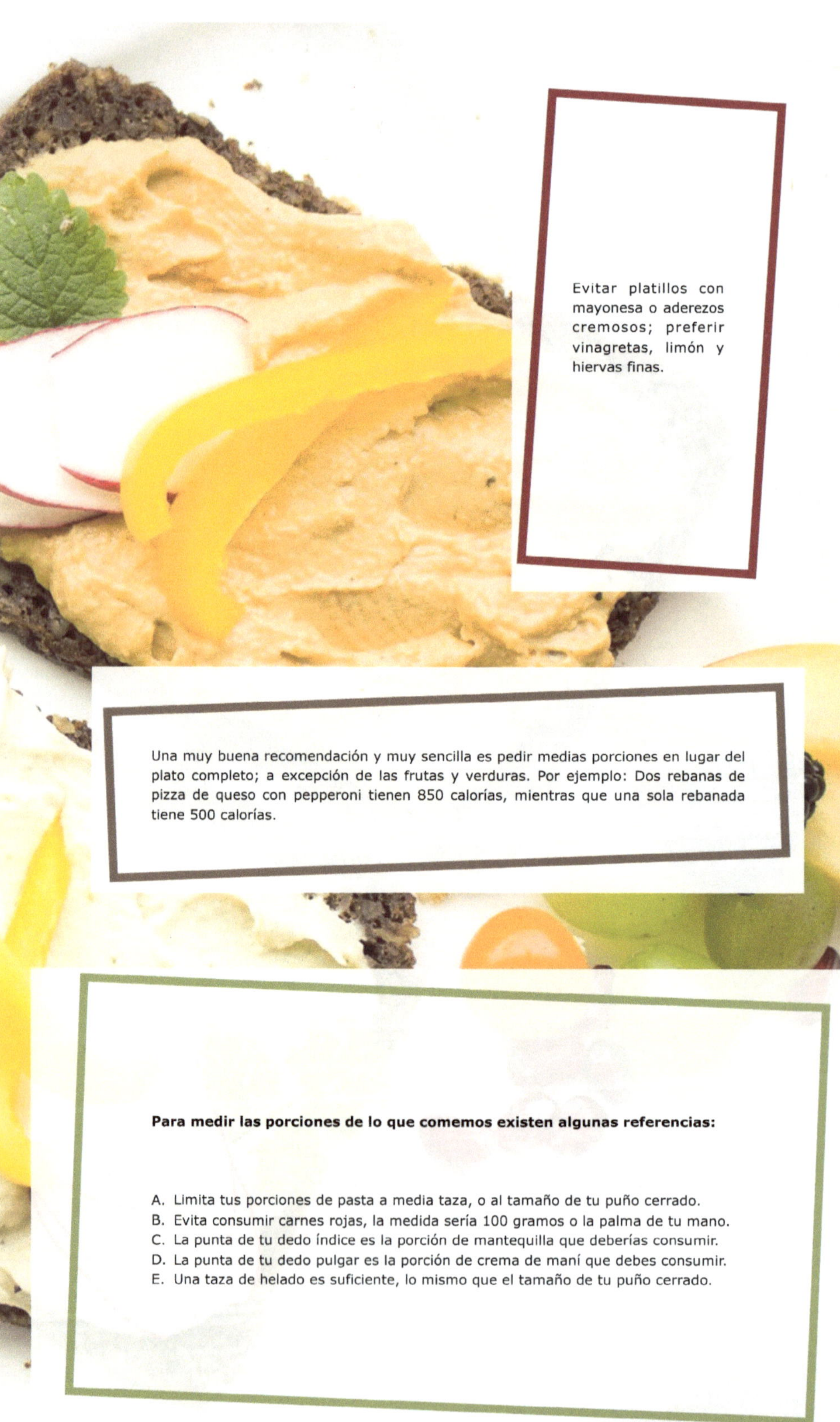

Evitar platillos con mayonesa o aderezos cremosos; preferir vinagretas, limón y hiervas finas.

Una muy buena recomendación y muy sencilla es pedir medias porciones en lugar del plato completo; a excepción de las frutas y verduras. Por ejemplo: Dos rebanas de pizza de queso con pepperoni tienen 850 calorías, mientras que una sola rebanada tiene 500 calorías.

Para medir las porciones de lo que comemos existen algunas referencias:

A. Limita tus porciones de pasta a media taza, o al tamaño de tu puño cerrado.
B. Evita consumir carnes rojas, la medida sería 100 gramos o la palma de tu mano.
C. La punta de tu dedo índice es la porción de mantequilla que deberías consumir.
D. La punta de tu dedo pulgar es la porción de crema de maní que debes consumir.
E. Una taza de helado es suficiente, lo mismo que el tamaño de tu puño cerrado.

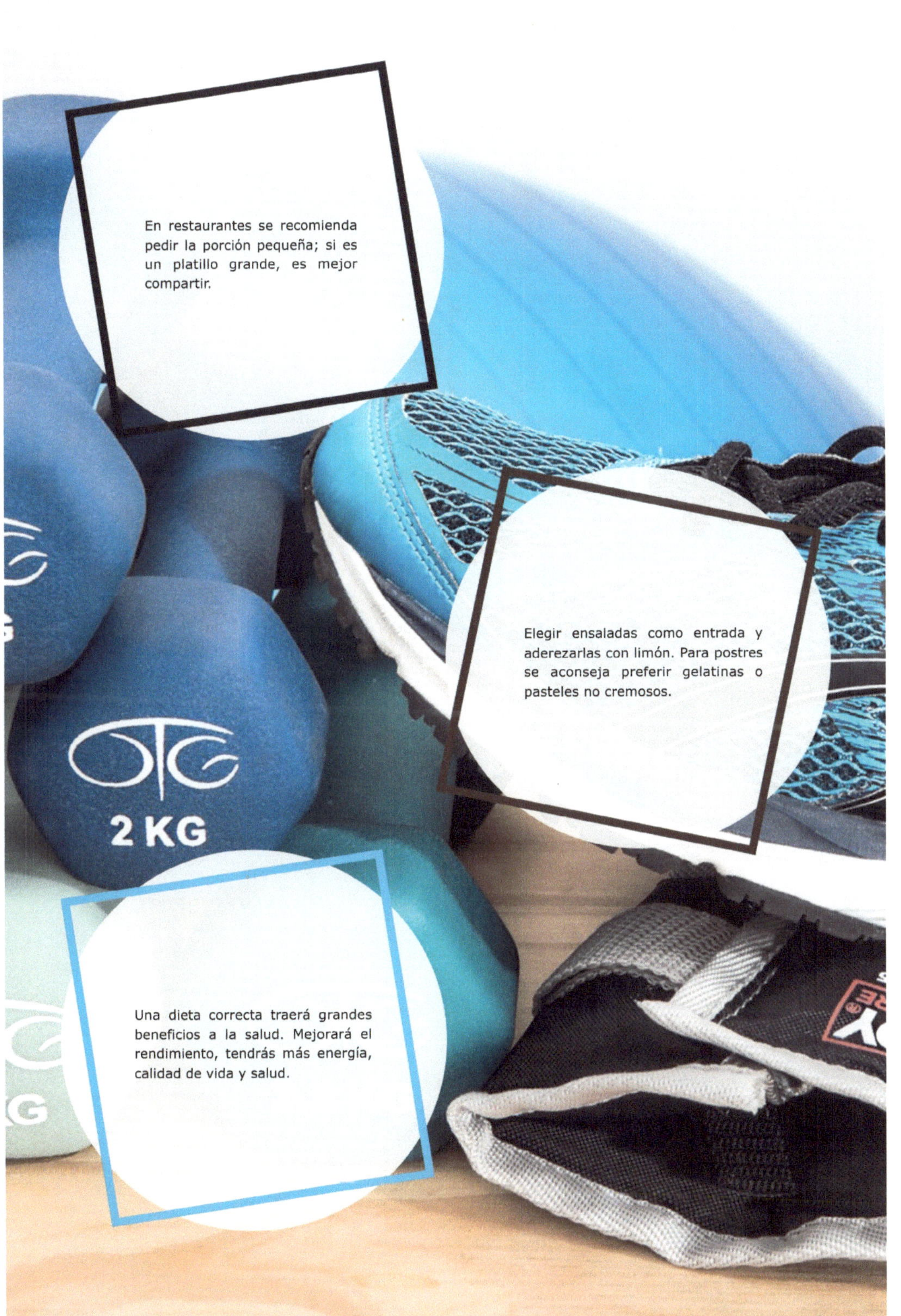

En restaurantes se recomienda pedir la porción pequeña; si es un platillo grande, es mejor compartir.

Elegir ensaladas como entrada y aderezarlas con limón. Para postres se aconseja preferir gelatinas o pasteles no cremosos.

Una dieta correcta traerá grandes beneficios a la salud. Mejorará el rendimiento, tendrás más energía, calidad de vida y salud.

2 KG

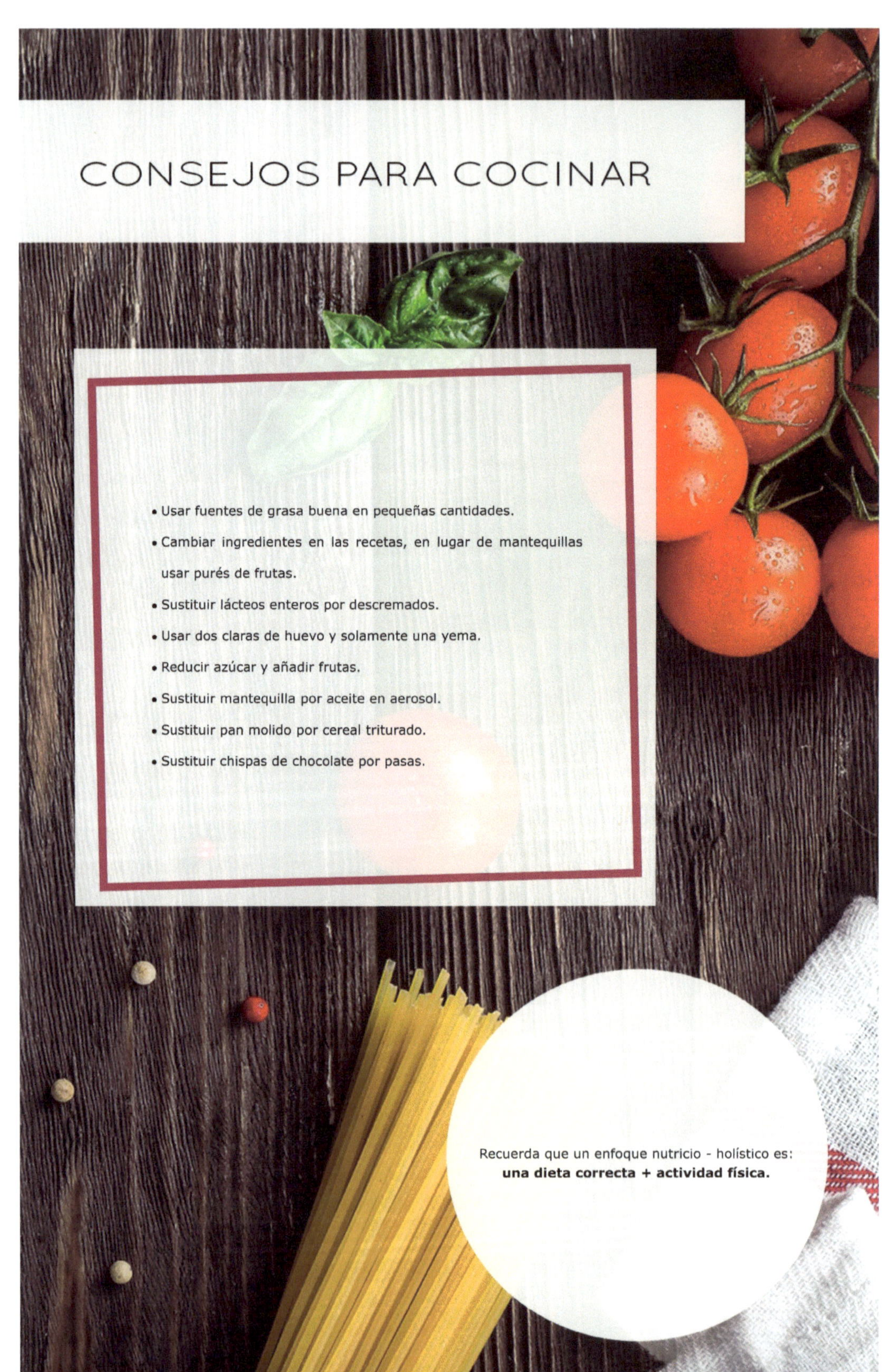

CONSEJOS PARA COCINAR

- Usar fuentes de grasa buena en pequeñas cantidades.
- Cambiar ingredientes en las recetas, en lugar de mantequillas usar purés de frutas.
- Sustituir lácteos enteros por descremados.
- Usar dos claras de huevo y solamente una yema.
- Reducir azúcar y añadir frutas.
- Sustituir mantequilla por aceite en aerosol.
- Sustituir pan molido por cereal triturado.
- Sustituir chispas de chocolate por pasas.

Recuerda que un enfoque nutricio - holístico es: **una dieta correcta + actividad física.**

HÁBITOS DE VIDA SALUDABLE

Algunos hábitos diarios que te ayudarán a conseguir un estilo de vida saludable son:

1 hora de ejercicio
2 litros de agua
3 tazas de té
4 porciones de frutas
5 comidas
6 canciones que te inspiren
7 minutos de risa
8 horas de sueño
9 páginas de un libro
10 minutos de reflexión

Como estos hábitos hay muchísimos más que harán de tu vida una más feliz y saludable, síguelos y forma la mejor versión de ti mismo.

¡Hazlo por ti!

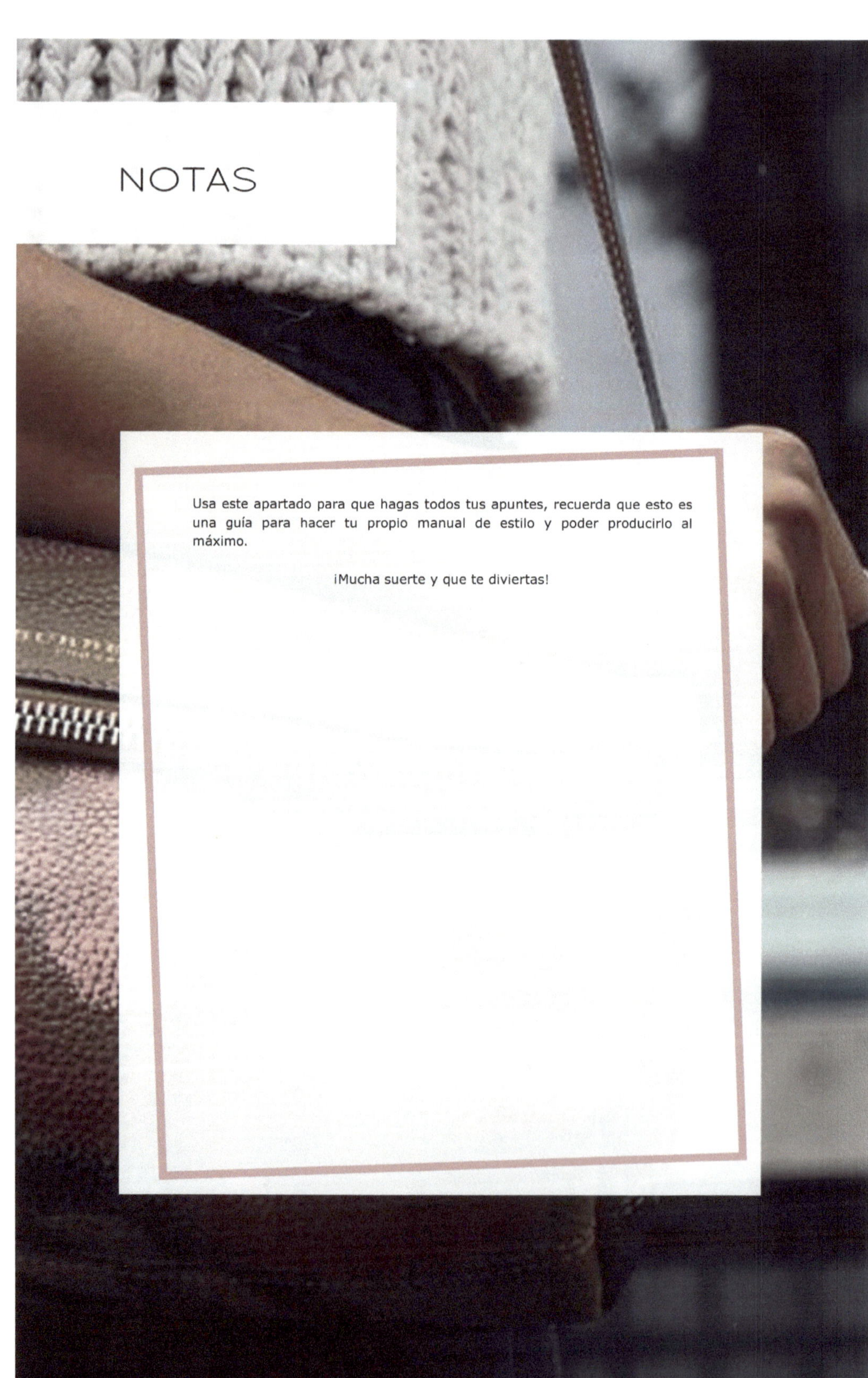

NOTAS

Usa este apartado para que hagas todos tus apuntes, recuerda que esto es una guía para hacer tu propio manual de estilo y poder producirlo al máximo.

¡Mucha suerte y que te diviertas!

NOTAS

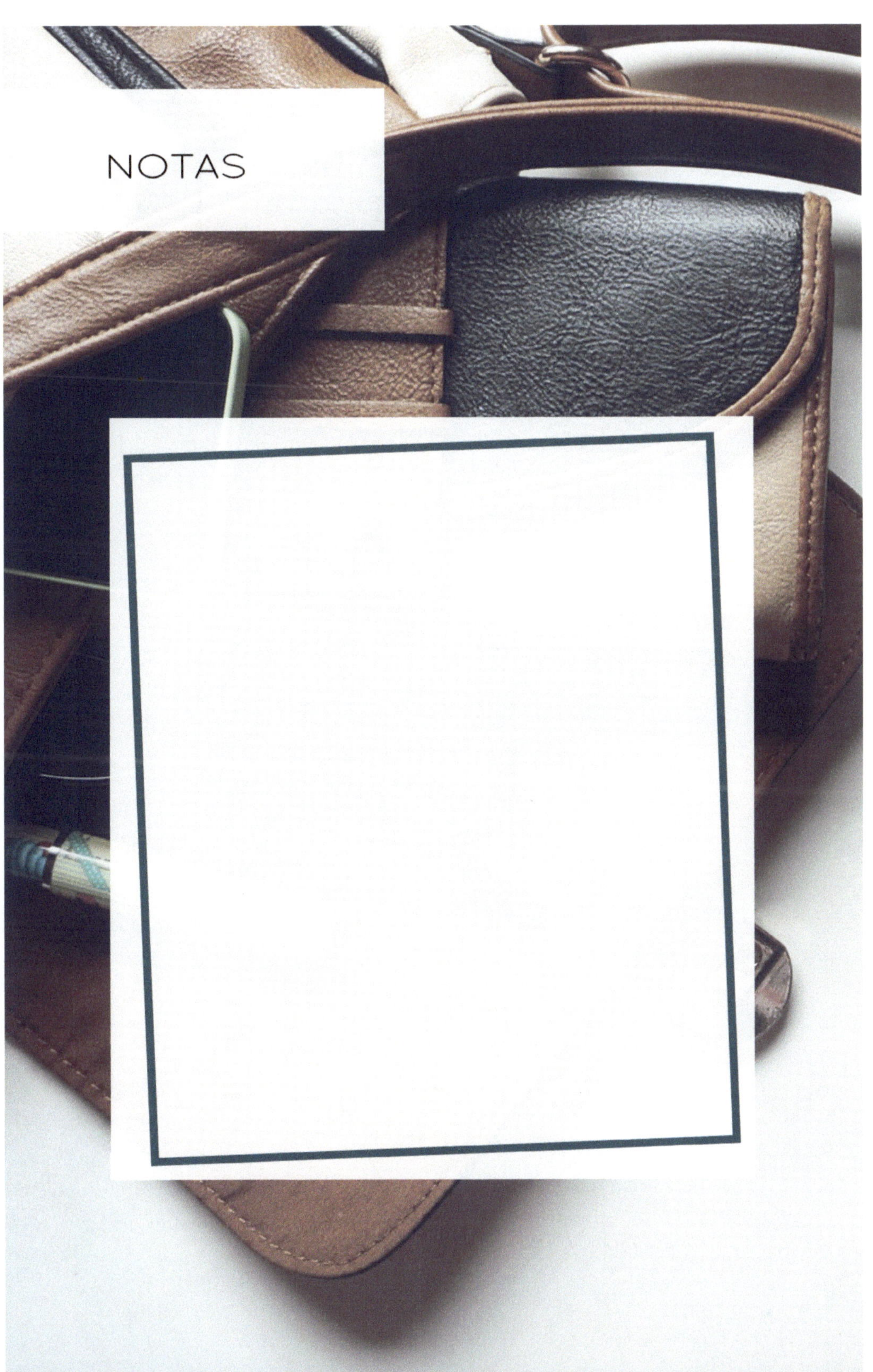

NOTAS

NOTAS

NOTAS

Llegaste hasta el final del manual, y permíteme felicitarte porque ahora ya sabes cómo hacer de ti una mejor versión; no sólo para verte bien, sino para que tú te sientas bien contigo mismo. Eso es lo más importante.

Permíteme decirte después de todos estos consejos que la belleza está en el interior de las personas. Y es mucho más bonita una persona auténtica y que se ama, a una que está vacía por dentro pero que cumple con los estándares comerciales de lo que es considerado "bello".

No te dejes llevar por los estereotipos de la industria de la moda, casi nadie cumple con esos parámetros. Utiliza las herramientas y consejos que te di para que resaltes tu propia belleza. Pues al verte bien te sentirás bien y viceversa.

Créeme que vale la pena levantarse unos minutitos antes para lucir perfect@ el resto del día. Los resultados llegaran luego luego. Desde que las personas que te rodean te comenzarán a decir lo bien que te ves, o que la persona que te gusta se fije en ti, o hasta que logres el asenso en el trabajo que tanto deseabas.

Anímate a poner en practica lo que acabas de aprender. A partir de ahora eres una nueva persona.

¡Mucho éxito!

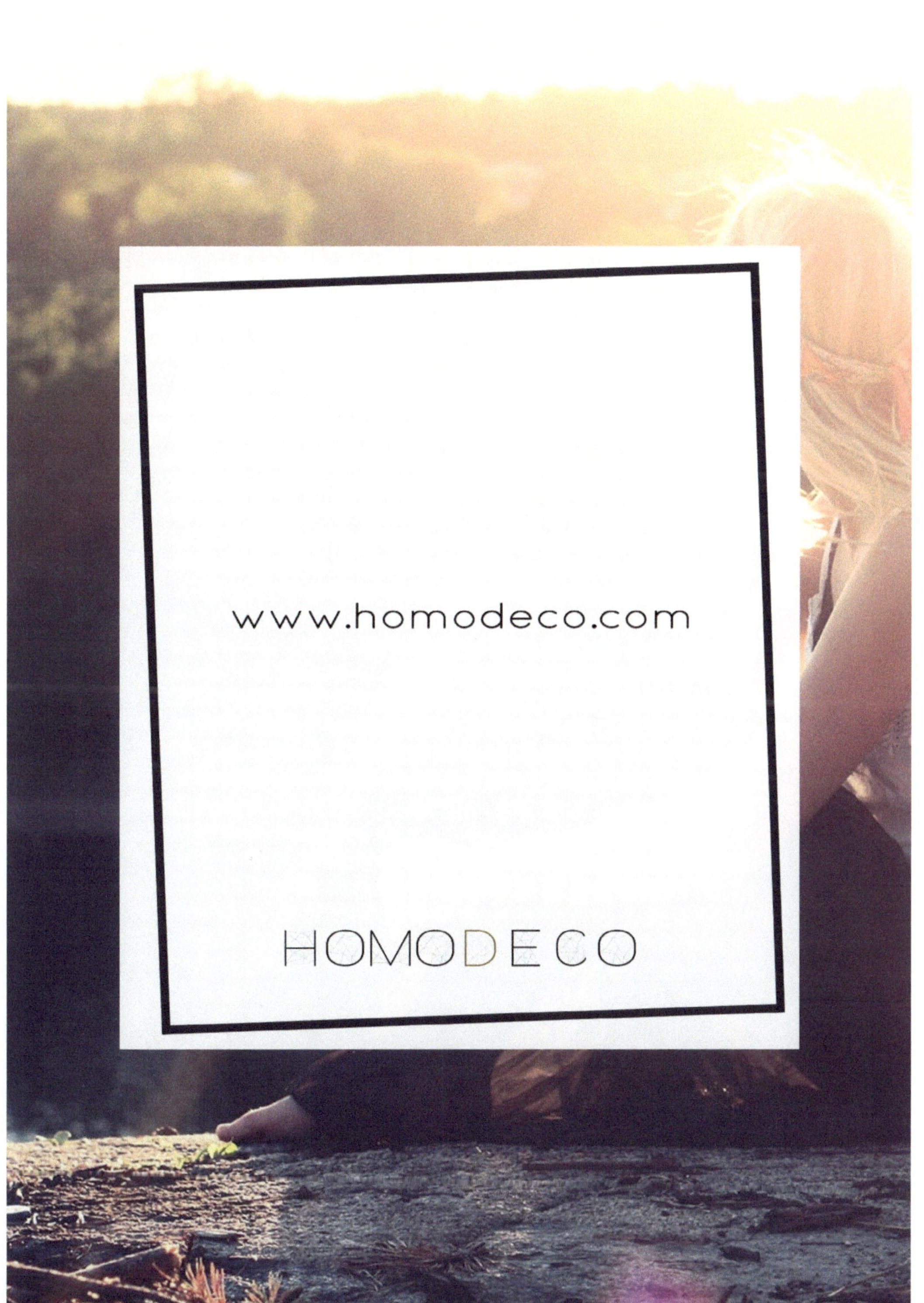

www.homodeco.com
HOMODECO

¡Sentirse bien para vivir bien!

¿Sabes lo caro que es tener un Asesor de Imagen personal? ¡No te procures más por eso! Aquí tienes todo el manual que usamos los profesionales de la imagen para hacer que nuestros clientes consigan la mejor versión de si mismos.

En tus manos tienes un sin fin de recomendaciones y herramientas que simplificarán tu vida al momento de decidir cómo producirte para aquel momento tan especial, o quizás para ir al trabajo o simplemente para tu día a día.

No importa si eres hombre, mujer, niña, figura pública, adolescente, empresario, artista, etc. Te aseguro que lo que estás a punto de leer te servirá para el resto de tu vida.

Y recuerda... tu cuerpo dice más que mil palabras.

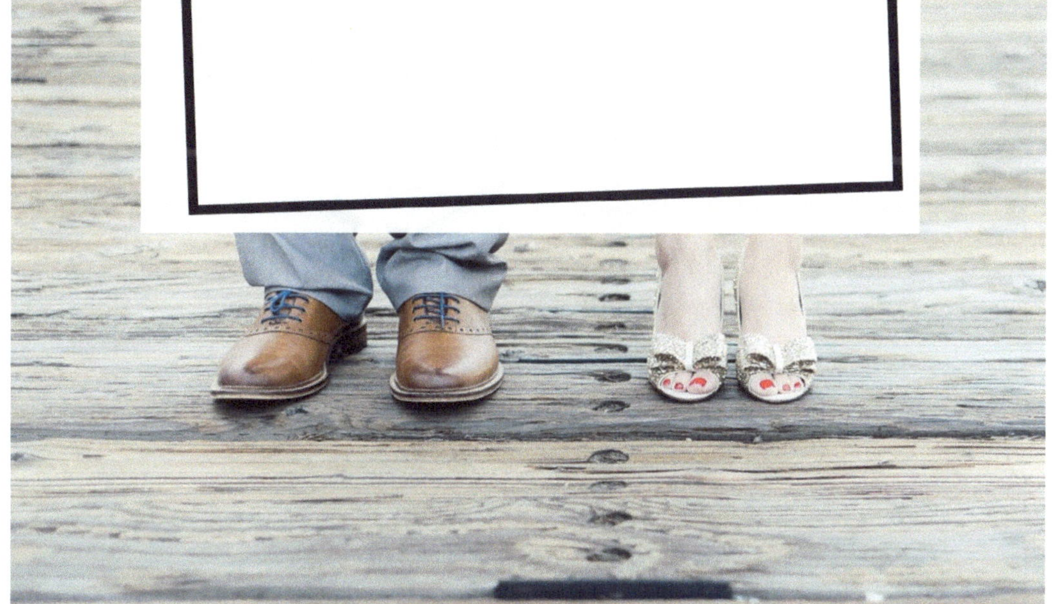

www.ingramcontent.com/pod-product-compliance
Lightning Source LLC
Chambersburg PA
CBHW040228240726
48664CB00001B/46